collection INTERVENIR

Les soins du développement :
des soins sur mesure pour le nouveau-né malade ou prématuré

Marie-Josée Martel
Isabelle Milette

Éditions du CHU Sainte-Justine
Centre hospitalier universitaire mère-enfant

Catalogage avant publication de la Bibliothèque nationale du Canada

Martel, Marie-Josée

Les soins du développement: des soins sur mesure pour le nouveau-né prématuré ou malade

(Collection Intervenir)
Comprend des réf. bibliogr.

ISBN 2-89619-039-2

1. Prématurés - Soins hospitaliers. 2. Nouveau-nés - Soins hospitaliers. 3. Enfants malades - Soins hospitaliers. 4. Prématurés - Développement. I. Milette, Isabelle, 1974- . II. Titre. III. Collection.

RJ250.M37 2006 618.92'011 C2006-940282-5

Illustration: Marc Mongeau

Maquette et infographie: Nicole Tétreault

Diffusion-Distribution au Québec: Prologue inc.
en France: CEDIF (diffusion) — Casteilla (distribution)
en Belgique et au Luxembourg: S.A. Vander
en Suisse: Servidis S.A.

Éditions du CHU Saine-Justine
3175, chemin de la Côte-Sainte-Catherine
Montréal (Québec) H3T 1C5
Téléphone: (514) 345-4671
Télécopieur: (514) 345-4631
www.chu-sainte-justine.org/editions

ISBN 2-89619-039-2

Dépôt légal: Bibliothèque et Archives nationales du Québec, 2006
Bibliothèque et Archives Canada, 2006

*Pour nos tout-petits, afin que leur avenir
soit meilleur que leurs débuts difficiles.*

Remerciements

Nous voulons remercier nos familles, amis et collègues pour leur soutien indéfectible tout au long de l'ébauche et de l'élaboration du présent livre, et plus particulièrement nos conjoints, Dominic Gélinas et Paul Benmussa, sans qui nous n'aurions pu le réaliser. Merci de votre amour et de votre patience.

Un merci également à madame Claude Patenaude, pour avoir offert ses talents de dessinatrice, ainsi qu'à mesdames Linda Morneault de l'Hôpital de Montréal pour Enfants et Carole Cormier de l'Hôpital Royal Victoria, pour leur commentaires très pertinents lors des premières versions de cet ouvrage. Nous tenons de plus à remercier chaleureusement les infirmières qui travaillent à faire des unités néonatales des milieux plus humains pour nos tout-petits, et plus particulièrement celles du CHU Sainte-Justine qui ont participé à notre projet de recherche. Notre reconnaissance va également aux infirmières de l'unité néonatale de l'Hôpital de Montréal pour Enfants et de l'Hôpital Royal Victoria qui nous ont ouvert leurs portes et permis de prendre de merveilleuses photographies de leurs petits patients. Enfin, nous disons un merci tout particulier aux familles qui nous ont laissé prendre en photo leurs enfants afin d'illustrer notre livre : la famille Abou-Arrage et leur petite Clara, qui avait alors 33 semaines, ainsi que la famille Benmussa-Milette et leurs petits Nathan et Alexandre, qui avaient alors 34 semaines.

Marie-Josée Martel et Isabelle Milette

Table des matières

Liste des tableaux

Liste des figures

Liste des photographies

Introduction

Les soins du développement constituent une nouvelle approche de soins individualisés s'inscrivant dans un courant humaniste, considérant le nouveau-né et sa famille comme étant au cœur de l'expérience vécue dans une unité néonatale. Découlant de la théorie synactive du développement élaborée aux États-Unis par le docteur Heideleise Als, les soins du développement orientent le cadre physique et l'approche à adopter pour la prestation des soins à la clientèle néonatale et leurs familles. De façon plus concrète, ces soins visent à réduire le stress du nouveau-né malade ou prématuré admis dans une unité néonatale et à lui offrir des conditions optimales afin qu'il poursuivre la trajectoire de son développement.

C'est dans le but de transmettre nos connaissances et de partager avec vous notre passion pour les soins du développement que nous avons élaboré cet ouvrage qui, nous l'espérons, vous guidera à travers les soins à offrir aux nouveau-nés et à leurs familles. Ce livre touche donc, de près ou de loin, à tous les sujets pertinents en lien avec les soins du développement. Tout d'abord, dans le premier chapitre, vous trouverez les bases physiologiques du développement du système nerveux du fœtus. La compréhension de ce contenu est nécessaire pour bien comprendre l'émergence des sens dans la vie fœtale et l'importance de l'environnement utérin dans la maturation du système nerveux. Ensuite, au deuxième chapitre, vous serez à même de constater le paradoxe des expériences sensorielles perçues par le nouveau-né malade ou prématuré et leurs effets potentiellement néfastes sur son développement. La théorie synactive du développement, prémisse des soins du développement, est décrite de façon exhaustive au chapitre 3. Nous élaborons, dans le chapitre 4, les différences entre les comportements des nouveau-nés à terme et ceux des nouveau-nés prématurés selon les différents sous-systèmes décrits dans la théorie synactive. Ces comportements reflètent une organisation ou une désorganisation des comportements du nouveau-né et sont à la base même de la prestation de soins individualisés. Deux échelles d'évaluation des comportements du nouveau-né sont présentées au cinquième chapitre afin de guider les professionnels de la santé dans leurs observations. Les définitions, buts généraux et spécifiques des soins du développement ainsi que les interventions spécifiques à chaque sens et au positionnement du nouveau-né sont présentés dans le chapitre 6. Ces interventions, qui doivent être individualisées, visent la diminution des sources de surstimulation et la promotion des sens. Nous présentons ensuite, au chapitre 7, les avantages liés aux soins du développement pour les nouveau-nés malades ou prématurés, pour les parents, pour les professionnels de la santé ainsi que pour le système de santé en général. Le chapitre 8 présente l'implantation des soins du développement selon le programme du NIDCAP mais aussi selon d'autres programmes plus génériques. Il fait état du rôle primordial de l'infirmière dans les soins du développement des nouveau-nés malades ou prématurés et dans l'enseignement à prodiguer aux parents. Dans le dernier chapitre est abordée l'importance d'une planification adéquate du congé du nouveau-né et sa transition vers la communauté selon les principes inhérents aux soins du développement. Une dernière section est réservée aux différentes ressources sur le sujet.

L'adoption des soins du développement au cœur des pratiques professionnelles dans les unités néonatales représente un défi de taille. Cela demande du temps, de l'investissement professionnel et un désir de vouloir comprendre le langage corporel des nouveau-nés afin de prodiguer des soins personnalisés qui feront une différence dans leurs vies et celles de leurs familles. Nous espérons donc que le présent livre, unique en français, piquera votre curiosité et suscitera votre intérêt.

Nous vous souhaitons une bonne lecture.

CHAPITRE 1

Le développement du système nerveux du fœtus

Ce premier chapitre représente la base des connaissances physiologiques nécessaires pour comprendre le contenu de tous les chapitres qui suivront. Bien que le contenu soit quelque peu ardu, sa lecture demeure néanmoins essentielle.

Développement du système nerveux central

Le système nerveux central est composé du cerveau et de son prolongement naturel, la moelle épinière. Ce système commence à se former très tôt dans la vie fœtale et continue à se développer jusqu'à la fin de la grossesse. En effet, les premières ébauches du tube neural et de la matière grise ainsi que les premiers contacts synaptiques du cerveau s'établissent entre la cinquième et la septième semaine de gestation. De plus, de nouvelles cellules corticales sont générées jusqu'à la quarantième semaine de gestation (Als, 2002; Moore & Persaud, 2003 ; Tucker Catlett & Holditch-Davis, 1990). De façon plus particulière, c'est durant le troisième trimestre de la grossesse, entre la 24e et la 40e semaine, que le système nerveux du fœtus subit ses plus grandes transformations. C'est alors que commence la période la plus active et la plus rapide du développement des processus organisationnels du cerveau (Als, 1986; 2002; Blanchard, 1991). À partir de cette période, le cerveau du fœtus quadruple en grosseur, les circonvolutions et les sillons se forment, les connections nerveuses s'installent et les axones se myélinisent (Als, 1986;

2002 ; Durand, 1998 ; Moore & Persaud, 2003 ; Tucker Catlett & Holditch-Davis, 1990). La configuration du cerveau ne se complète majoritairement qu'après la naissance, vers l'âge de 4 ou 5 ans, et elle continue par la suite de façon lente et soutenue jusqu'à l'âge de 18 ans (Als, 1986 ; 2002 ; Avery & Glass, 1989 ; Blanchard, 1991, Becker et al, 1991 ; 1993 ; Oehler, 1993).

Développement du système nerveux périphérique

Le système nerveux périphérique est constitué de l'ensemble des nerfs qui le rattachent au système nerveux central. Certains de ces nerfs recueillent de l'information tandis que les autres diffusent des ordres. Le système nerveux périphérique est divisé en deux parties ; le système nerveux somatique (système sensoriel et système moteur), qui contrôle les actions volontaires, et le système nerveux autonome (système sympathique et système parasympathique), qui régit les organes.

Le système sensoriel

Les nerfs du système nerveux sensoriel transmettent de l'information au cerveau à partir des différents détecteurs sensoriels. Durant la gestation, ces détecteurs se développent selon une chronologie bien précise. De plus, ils se façonnent au fil des multiples expériences effectuées dans la pénombre utérine, durant les neuf mois de la grossesse. Dans la vie intra-utérine, les stimulations perçues par le fœtus sont atténuées par le mur utérin et elles sont adaptées pour favoriser la maturation du système nerveux sensoriel. Les sens sont au nombre de six, car aux cinq déjà connus (toucher, odorat, goût, ouïe et vue), s'ajoute le sens du mouvement (système vestibulaire). Ce système sera plus particulièrement examiné puisqu'il est à la base même des soins du développement.

Le toucher

Dans la vie intra-utérine, le toucher est le premier sens à se développer (White-Traut et al, 1994 ; Whitley & Cowan, 1991). La pression qu'exerce le liquide amniotique sur la peau du fœtus en favorise le développement. En fait, dès la 7e semaine de gestation, les récepteurs cutanés apparaissent autour de la bouche et des lèvres, puis au cours des semaines qui suivent, soit vers la 11e semaine de gestation, les récepteurs se multiplient dans l'ensemble du visage, des mains et de la plante des pieds. À la 20e semaine de gestation, c'est tout le corps qui en est recouvert (Moore & Persaud, 2003). À mesure que son sens du toucher se développe, le fœtus effectue de multiples expériences qui constituent son premier registre de sensations tactiles. Il suce son pouce, s'agrippe au cordon ombilical et caresse son visage.

Le mouvement

Dans le ventre de la mère, le liquide amniotique permet au fœtus d'être en état d'apesanteur. Ainsi, les mouvements du corps du fœtus et celui de sa mère émettent des vibrations transmises par le liquide amniotique qui stimulent la sensation du mouvement, situé dans l'oreille interne (système vestibulaire). Le développement du nerf vestibulaire débute au cours de la 4e ou 5e semaine de gestation (Moore & Persaud, 2003). De même, les réflexes vestibulaires seraient présents chez le fœtus à partir de la 25e semaine, peut-être même avant (Campbell, 1985 ; White-Traut et al, 1994). Cependant, la maturation complète de cette fonction sensorielle se fait en relation avec la fonction auditive et ne devient pleinement mature qu'au terme de la grossesse. Au fil du temps, l'émergence de cette fonction permet au fœtus de développer l'équilibre et de déterminer la position de son corps dans l'espace (position gravitationnelle).

L'odorat

L'odorat est le troisième sens à se développer (White-Traut et al, 1994). En effet, entre la 8e et la 11e semaine de gestation, les récepteurs olfactifs apparaissent (Moore & Persaud, 2003). À la 30e semaine de gestation, le fœtus est en mesure d'apprécier les sensations olfactives apportées par le liquide amniotique et il est sensible au parfum du liquide dans lequel il baigne. De nombreuses recherches démontrent qu'il y a un parallèle entre l'odeur et le goût du liquide amniotique et le lait maternel ; ce qui expliquerait le fait que le nouveau-né reconnaît l'odeur du lait de sa mère parmi ceux d'autres mères.

Le goût

Le développement du système nerveux sensoriel se poursuit avec le sens du goût. Cette fonction gustative se développe à partir de la 11e semaine de gestation, par l'ébauche des papilles gustatives de la langue (Moore & Persaud, 2003; White-Traut et al, 1994). Cependant, ces dernières ne sont pleinement matures que vers la 30e semaine de gestation. Au fil de la grossesse, le fœtus apprend à distinguer les quatre goûts fondamentaux: le sucré, le salé, l'amer et l'acide. Plusieurs recherches démontrent que le fœtus préfère les goûts sucrés; ce qui amènerait chez lui une augmentation des mouvements de déglutition. De même, le fœtus fait ses expériences gustatives par le liquide amniotique, dont la saveur varie en fonction de l'alimentation de la mère. En fait, le fœtus avale du liquide amniotique durant ses essais respiratoires et ses apprentissages de déglutition, se constituant ainsi un répertoire de saveurs.

L'ouïe

L'ouïe est l'avant-dernier sens à se développer dans la vie utérine. Même si les structures externes de l'oreille sont présentes à la 8e semaine de gestation et les petits os vibratoires (marteau, enclume et étrier) dès la 15e semaine (Moore & Persaud, 2003), ce n'est que vers le 5e mois que le fœtus commence à distinguer véritablement les sons qu'il perçoit (Campbell, 1985; White-Traut et al, 1994). Même après la naissance, la myélinisation des connexions auditives continue à se faire progressivement (Nargoski Saunders, 1995). L'ouïe est le sens le plus aiguisé chez le fœtus. En effet, dès sa conception, l'embryon est bercé par les bruits digestifs, circulatoires et cardiaques du corps de sa mère, qui font office de bruits de fond. À cela s'ajoutent les voix de la mère et du père et les autres bruits de l'environnement. Ces sons entendus par le fœtus sont toutefois déformés et très atténués puisqu'ils sont filtrés par la paroi abdominale et le liquide amniotique. Cependant, la voix maternelle est perçue aussi bien de l'extérieur que de l'intérieur. Cela explique le fait que le nouveau-né reconnaît dès la naissance la mélodie et la prosodie de la voix maternelle.

La vue

Dans cet univers intérieur constitué par l'utérus, la pénombre règne par nécessité et la vue est le dernier sens à se mettre en place. Même si les premières ébauches du système visuel sont présentes très tôt (vers la 4e semaine), il faut attendre vers le terme de la gestation pour que soient en place et en fonction les structures qui permettent de voir (Moore & Persaud, 2003). En effet, le système visuel se développe davantage à la fin de la gestation et n'est fonctionnel qu'entre la 32e et la 37e semaine (Blackburn & VandenBerg, 1993; Glass, 1993 ; White-Traut et al, 1994). Le fœtus peut cependant percevoir la lumière lorsque le ventre de sa mère est exposé au soleil ou à un éclairage puissant et direct. Lors d'une naissance à terme, les récepteurs permettant la vision en couleur, les cônes, ne semblent pas fonctionner adéquatement, contrairement aux récepteurs de la vision en noir et blanc, les bâtonnets (Munsinger, 1970). De plus, la rétine, ce récepteur visuel par excellence, n'est pas complètement développée à la naissance. Cette fonction sensorielle est la dernière à se mettre en place et c'est donc la plus immature (Campell, 1985 ; Glass, 1993). Comme elle continuera à se développer jusqu'à l'âge de 2 ans, avec les nombreuses stimulations qu'offre le milieu extra-utérin, la vision du nouveau-né est imprécise et floue.

Le système moteur

Le système nerveux moteur est responsable du maintien des attitudes ainsi que des mouvements, volontaires et involontaires. Dans les dernières semaines de la grossesse, le fœtus est contraint, par manque d'espace, d'adopter une position de flexion dite « physiologique ». Certains experts croient que cette flexion est vitale pour le développement normal des mouvements et du contrôle global du corps (Fay, 1988). L'utérus, faisant office de barrière souple, permet au fœtus qui se développe d'étendre ses bras et ses jambes, de rencontrer une certaine résistance contre la paroi utérine, puis de ramener ses extrémités en un doux mouvement de flexion (Fay, 1988). Ces mouvements d'aller-retour permettent d'atteindre un équilibre entre les muscles fléchisseurs et extenseurs. Chez les nouveau-nés à terme, cette flexion physiologique se reflète en outre au niveau des membres inférieurs et supérieurs qui adoptent naturellement une position de flexion. Lors d'une naissance prématurée, le nouveau-né n'a pas bénéficié de cette flexion physiologique ni atteint une stabilisation motrice puisque celles-ci s'effectuent lors de la dernière moitié du troisième trimestre. Cette dernière étape, ainsi que l'immaturité de sa masse musculaire, de ses tendons et de son tonus de flexion négative rend le nouveau-né prématuré hypotonique et incapable de combattre la force de gravité. Par le fait même, l'extension représente la force dominante dans son positionnement et son développement moteur, plutôt que la flexion (Fay, 1988; Tucker Catlett & Holditch-Davis, 1990). Quand le nouveau-né prématuré est déposé sur un matelas d'incubateur sans aide pour son positionnement, il développe de mauvaises habitudes posturales qui entravent son développement moteur. L'adoption des positions dites « de la grenouille » ou « du chandelier » sont des exemples de conséquences liées à des positionnement inadéquants (Grenier, 1988; Vaivre-Douret, 1994; Young, 1996) (voir photographie 1, p. 35 et figures 1-2, p. 46).

Le système sympatique et parasympatique

Les réactions de ces deux systèmes formant le système autonome peuvent paraître antagonistes, mais elles sont plutôt complémentaires. En effet, les systèmes sympathique et parasympathique sont responsables de la régulation et de la coordination des fonctions vitales de l'organisme afin de leur conserver une homéostasie. Le système nerveux autonome n'est fonctionnel que tardivement dans la gestation (White-Traut et al, 1994), soit entre la 32ᵉ et la 40ᵉ semaine. Cependant, ce fonctionnement n'est pas parfait puisque la partie sympathique, qui orchestre les réactions de fuite ou de lutte, est encore immature (Moore & Persaud, 2003; White-Traut et al, 1994). De façon générale, le fœtus atteint une régulation homéostatique vers la 35ᵉ ou 36ᵉ semaine de gestation (White-Traut et al, 1994). De ce fait, la régulation homéostatique des nouveau-nés prématurés risque d'avoir davantage de lacunes que celle des nouveau-nés à terme. Les bradycardies et les apnées qu'on voit chez les nouveau-nés prématurés sont des exemples de la difficulté du système autonome à trouver un équilibre.

L'environnement, un aspect essentiel pour le développement neurologique

Le système nerveux est fort complexe et extrêmement important puisqu'il détermine toutes les fonctions de l'organisme. Il coordonne les renseignements qui proviennent de l'environnement utérin et il y réagit. Cet environnement et la gestation de 40 semaines sont essentiels pour que le système nerveux du fœtus se développe de façon optimale. Selon Bourgeois (2001), le développement et la maturation cérébrale sont des processus continus, génétiquement programmés et soumis à l'influence de l'environnement durant les périodes fœtale et postnatale. Selon Als (2002), le développement du système nerveux sensoriel représente un processus guidé par des stimuli, des renseignements et des défis spécifiques qui originent d'un environnement particulier. Par le fait même, la naissance représente non pas le début de la maturation, mais une continuité dans son évolution qui trouve ses origines dans l'écologie intra-utérine. Ainsi, le milieu de vie du nouveau-né influence grandement le développement du cerveau par le biais du système nerveux sensoriel (Als, 1986; 2002; Avery & Glass, 1989; Becker et al 1991; 1993; Oehler, 1993).

Lors d'une naissance prématurée, le nouveau-né se retrouve précocement hors du nid utérin alors que son cerveau est dans une étape cruciale de son développement, la plus importante de toutes. Le climat stressant qui règne dans l'environnement d'une unité néonatale peut compromettre la maturation et l'organisation des systèmes neurologiques des nouveau-nés malades ou prématurés. De même, une inadéquation entre l'environnement extra-utérin et la capacité limitée du système nerveux du nouveau-né prématuré, qui est fait pour une existence intra-utérine, peut avoir des conséquences neurodéveloppementales négatives et souvent irréversibles (Aita & Snider, 2003; Als, 1986; 2002; Blanchard, 1991; Bondurant & Brinkman, 2003). Nous parlerons donc de ces conséquences dans le prochain chapitre, de même que de l'écologie des unités néonatales.

Chapitre 2

L'écologie de l'unité néonatale

Description d'un environnement inapproprié pour un nouveau-né

Dans l'unité néonatale, le nouveau-né malade ou prématuré poursuit la trajectoire de son développement et constate brutalement le contraste entre vie utérine et vie extra-utérine. Plus l'enfant est né prématurément, plus l'impact de la transition est grand. Pour assurer la survie du nouveau-né, les soins infirmiers et médicaux prodigués sont naturellement centrés sur les fonctions vitales (respiratoire, hémodynamique et neurologique) au détriment du soutien à son développement (Sizun et al, 1999). Dans cette nouvelle écologie hautement technologique, la lumière vive, les sons stridents, l'air froid et sec, les multiples odeurs et les nombreuses manipulations ont pour effet de bombarder les sens encore immatures du nouveau-né prématuré (Als, 1986; 2002; Bondurant & Brinkman, 2003). Ce dernier est également soumis aux contraintes de la pesanteur, ce qui l'oblige à reposer passivement sur un matelas où ses membres se retrouvent en position d'extension et de rotation extrême. Ainsi, dans son corps encore pourvu de caractéristiques fœtales, le nouveau-né prématuré découvre des expériences sensori-motrices inadéquates qui placent son système sensoriel dans un état d'éveil permanent et où sa régulation homéostatique est compromise (White-Traut et al, 1994). Tous ces changements représentent de multiples agressions pour un nouveau-né prématuré en plein développement. Cependant, il est important de noter que les conditions extrêmes énumérées ci-haut varient d'une unité néonatale à une autre, dépendamment de la formation des professionnels de la santé sur la nécessité de promouvoir le développement du nouveau-né malade ou prématuré.

Plus précisément, les expériences sensorielles perçues par le nouveau-né prématuré hospitalisé dans une unité néonatale ne respectent pas la chronologie du développement des différentes fonctions sensorielles durant la gestation, comme le démontre le tableau 1 (Gardner Cole et al, 1990; White-Traut et al,1994). À titre d'exemple, lorsque le nouveau-né prématuré est admis dans une unité néonatale, la vue et l'ouïe sont majoritairement stimulées par l'environnement alors que, paradoxalement, ces sens sont les plus immatures.

DÉVELOPPEMENT SENSORIEL DURANT LA GESTATION	EXPOSISION DES FONCTIONS SENSORIELLES DANS L'UNITÉ NÉONATALE
Conception ——→ Terme	Continue ←—— Modéré ←—— Minime
Toucher	Tactile
Mouvement	Vestibulaire
Odorat	Olfactif
Goût	Gustatif
Ouïe	Auditif
Vision	Visuel

Tableau 1 – Comparaison de la chronologie du développement des différentes fonctions sensorielles durant la gestation en regard des expériences sensorielles perçues par le nouveau-né prématuré hospitalisé dans une unité néonatale (Adapté et traduit de White-Traut et al, 1994).

Sept sources de surstimulation

Les stimuli qui émanent de l'environnement d'une unité néonatale sont, par leur nature, leur intensité, leur fréquence et leur quantité, inappropriés par rapport au degré de maturation du système nerveux sensoriel d'un nouveau-né prématuré. La photographie 1 (page 35) illustre bien l'environnement typique d'une unité néonatale.

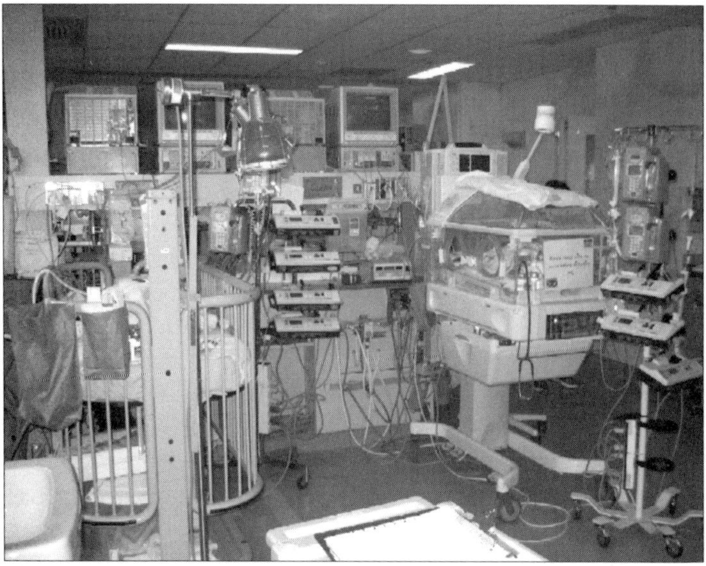

Photographie 1 – Environnement d'une unité de soins intensifs néonatals.

Il existe sept sources de surstimulation. Six d'entre elles sont reliées à la surcharge des sens. À cela, ajoutons la surstimulation motrice, liée au positionnement inadéquat.

- La surstimulation tactile
- La surstimulation vestibulaire
- La surstimulation olfactive
- La surstimulation gustative
- La surstimulation auditive
- La surstimulation visuelle
- La surstimulation motrice (ou positionnement inadéquat)

Ces différentes sources de surstimulation peuvent engendrer chez le nouveau-né malade ou prématuré des conséquences physiologiques, comportementales et motrices néfastes, à court, à moyen et à long terme. De façon détaillée, nous aborderons les conséquences à court et moyen terme reliées à chaque source de surstimulation. Enfin, les conséquences à long terme seront présentées.

Conséquences de la surstimulation à court et à moyen terme

La surstimulation tactile

Le sens du toucher se développe tôt dans la vie du fœtus, au fil des sensations offertes par l'écologie utérine. Ces sensations tactiles, apportées par le liquide amniotique, les parois utérines et le corps du fœtus lui-même, conviennent à son développement. En revanche, l'environnement de l'unité néonatale expose le nouveau-né prématuré à une panoplie de stimulations tactiles très souvent désagréables et inappropriées en regard de son développement (Tucker Catlett & Holditch-Davis, 1990). Lors d'une naissance prématurée, l'incubateur fait office d'utérus artificiel. Comme ce milieu est beaucoup plus grand que la poche utérine, les contacts avec les parois de l'incubateur sont quasi inexistants et le nouveau-né cherchera ainsi à se mouvoir à la recherche d'un contact physique. De plus, le matelas de l'incubateur ne stimule que la partie du corps en appui, ce qui est loin de représenter l'enveloppement global offert par le liquide amniotique. De plus, une source importante de surstimulation tactile provient des nombreuses manipulations de routine et autres interventions requises pour les soins du nouveau-né : le repositionnement, les changements de couches, le gavage, la succion orale et endotrachéale, la pesée, les examens radiographiques, les changements des sites de monitorage, les ponctions intraveineuses et capillaires, etc. (Harrison, 1997 ; Peters, 1992 ; Yecco, 1993). Toutes ces manipulations bombardent le nouveau-né prématuré de stimulations tactiles, car durant la journée elles sont exécutées de multiples fois par les professionnels de la santé qui œuvrent auprès de ces nouveau-nés. Contrairement à la croyance générale, selon laquelle les nouveau-nés prématurés ne seraient manipulés qu'une trentaine de fois par jour, les recherches montrent que les nouveau-nés prématurés sont soumis en moyenne à 113 contacts quotidiens, et jusqu'à 164 chez les plus malades (Peters, 1999). Conséquemment aux nombreuses manipulations, le rythme normal de veille/sommeil est perturbé et peu de périodes de sommeil ininterrompues sont généralement allouées

(Blackbrun & Vanderberg, 1993). Le temps de sommeil ininterrompu d'un nouveau-né prématuré et manipulé environ 130 fois par jour varie entre 4,6 et 9,2 minutes. (Korones, 1976; Gardener-Cole et al, 1990; Peters, 1999). Ceci est déconcertant, le fœtus dormant en moyenne de 90 à 95 % de son temps quand il est dans l'utérus de sa mère, à l'abri de toute agression tactile.

Les soins de routine et les manipulations à répétition peuvent engendrer de sérieuses altérations physiologiques et comportementales chez le nouveau-né prématuré. Ce dernier a de la difficulté à absorber cette surstimulation tactile et sa vulnérabilité est évidente quand on regarde les effets délétères qui y sont associés. Voici quelques-unes des réactions de détresse physiologique et comportementale courantes durant ces interventions:

- l'apnée (Gardner Cole et al, 1990 ; Gorski et al, 1983; Harrison, 1997; Murdoch & Darlow, 1984; Peters, 1992);
- l'hypoxémie (Barnes & Kirchoff, 1986; Danford et al, 1983; Gardner Cole et al, 1990; Peters, 1992; Tucker Catlett & Holditch-Davis , 1990; Yecco, 1993);
- la cyanose (Gardner Cole et al, 1990);
- la bradycardie et la tachycardie (Harrison, 1997; Gorski et al, 1983; Fanconi & Duc, 1987; Murdoch & Darlow, 1984; Peters, 1992; Tucker Catlett & Holditch-Davis, 1990);
- l'hypertension systémique (Fanconi & Duc, 1987; Gardner Cole et al, 1990);
- l'augmentation de la pression intracrânienne (Gardner Cole et al, 1990; Perlman & Volpe, 1983);
- l'hyperexcitabilité (Gorski, 1985; Gorski et al, 1983);
- les vomissements et problèmes de nutrition (Gardner Cole et al, 1990; Gorski, 1985; Gorski et al, 1983; Oehler et al, 1991);
- les halètements (Gorski et al, 1983; 1990).

Selon Lawrence-Black & Peters (1995), la conséquence la plus grave et la plus fréquente de la surstimulation tactile est une diminution marquée de la saturation d'oxygène cutanée (moins de 80 %) et ce, immédiatement après que le nouveau-né prématuré eut été manipulé. Ces périodes de désaturation subies par le nouveau-né prématuré pourraient être à la base de plusieurs hémorragies intracrâniennes (Spitzer, 1996 ; Yecco, 1993). De même, les manœuvres répétitives causant de la douleur chez l'enfant (par exemple l'insertion d'un cathéter veineux) peuvent contribuer à long terme au développement de comportements d'aversion (Yecco, 1993). En fait, le nouveau-né hospitalisé dans une unité néonatale peut associer toute forme de toucher à la douleur, réagissant alors en se tordant, en pleurant ou en repliant ses membres (Merenstein & Gardner, 1989 ; Yecco, 1993).

Les surstimulations vestibulaire, olfactive et gustative

Le sens vestibulaire se développe en apesanteur dans l'utérus, stimulé par les oscillations du liquide amniotique lors des mouvements de la mère et du fœtus. La fonction vestibulaire rend le fœtus sensible aux mouvements et détermine sa position gravitationnelle (Campbell, 1985). Ainsi, le développement optimal du sens vestibulaire est intrinsèque à la vie intra-utérine. Cependant, lors de la naissance, le fœtus passe d'un milieu aquatique en apesanteur à un milieu sec soumis à la force gravitationnelle. L'unité néonatale ne peut reproduire cette expérience gravitationnelle vécue par le fœtus devenu nouveau-né et donc favoriser la maturation de cette fonction. Il peut s'ensuivre des difficultés à déterminer sa position gravitationnelle (Campbell, 1985).

Contrairement au fœtus dont le sens de l'odorat est stimulé par le parfum du liquide amniotique, le nouveau-né hospitalisé dans une unité néonatale est d'abord stimulé par des odeurs étrangères, voire désagréables. En effet, des odeurs de bétadine et d'alcool inhérentes à l'exécution de nombreuses interventions de même que les parfums et autres odeurs des professionnels de la santé ou des parents créent une surstimulation olfactive. Les réactions du nouveau-né prématuré aux stimuli olfactifs désagréables peuvent se traduire par des altérations du rythme respiratoire, une augmentation du rythme cardiaque et des efforts physiques pour éviter ce stimulus (Merenstein & Gardner, 1989).

Dans le ventre de sa mère, le fœtus fait ses expériences gustatives par la saveur du liquide amniotique qui varie en fonction de l'alimentation de la mère. Or, pour le nouveau-né hospitalisé dans une unité néonatale, les expériences gustatives positives sont quasi inexistantes. De plus, il est très souvent l'objet de stimuli désagréables et douloureux autour de la bouche, ce qui crée une surstimulation gustative. Les nombreuses interventions de routine, comme l'aspiration endotrachéale et buccale et l'insertion du tube de gavage, peuvent provoquer des réactions orales d'hypersensibilité, ce qui rend difficile la succion et la déglutition (Merenstein & Gardner, 1989).

La surstimulation auditive

La plupart des sons que l'oreille humaine peut entendre dans l'environnement fluctuent entre 1 et 140 dB (Milette & Carnevale, 2003). La fluctuation considérée comme sécuritaire varie entre 1 et 80 dB, selon différentes associations (AAP, 1997 ; AEPA, 1974 ; CPS, 1995 ; CSC, 1999 ; INC, 1977 ; WHO, 1966 ; 1980). Cependant, à l'intérieur de l'utérus, le fœtus perçoit des sons dont l'intensité moyenne ne varie que de 40 à 60 décibels (Hiniker & Moreno, 1994). De plus, ces derniers sont principalement de basses fréquences (< 250 Hz), puisqu'ils sont filtrés par la paroi intra-utérine et le liquide amniotique. Il en est tout autrement pour le nouveau-né hospitalisé dans une unité néonatale et qui est soumis à de multiples sources de stimulations auditives inadéquates, perturbant ce sens qui vient à maturité à la fin de la gestation. En moyenne, les sons dans une unité néonatale typique sont d'une intensité qui varie entre 50 et 90 dB, et sont généralement situés dans les hautes fréquences (>250 Hz), avec des périodes maximales pouvant aller jusqu'à 125 dB (Byers, 2003 ; Chang et al 2001 ; Benini et al, 1996 ; dePaul & Chambers, 1995 ; Gray et al, 1998 ; Lotas, 1992 ; Thomas, 1989). Ces niveaux dépassent largement les recommandations nationales et internationales. Par exemple, l'Agence américaine pour la protection environnementale (AEPA, 1974) ainsi que l'Organisation mondiale de la santé (WHO 1966 ; 1980) recommande de maintenir en milieu hospitalier un niveau d'intensité sonore en dessous de 45 dB pendant la journée et 35 dB durant la nuit. Le Conseil international sur le bruit (INC, 1977) suggère un maximum de 45 dB le jour, 40 dB le soir et entre 20-35 dB la nuit. La Société canadienne de pédiatrie (CPS, 1995) suggère que l'intensité sonore en milieu hospitalier soit inférieure à 50 dB en tout temps et que les bruits d'intensité sonore soudaine ne dépassent pas les 90 dB. Cependant, cette même organisation suggère que l'intensité sonore, à l'intérieur d'une unité néonatale, soit toujours inférieure à l'intervalle entre 65-79 dB (CPS, 1995), ce qui reste une norme très élevée comparativement à celles de la plupart des autres associations.

Dans une unité néonatale, il y a de nombreuses sources de surstimulations auditives. Par exemple, le moteur de l'incubateur produit à lui seul environ 60 dB, ce qui correspond

MESURES D'INTENSITÉ SONORE

Normes généralement acceptées	Sous 50 dB en tout temps
Normes américaines et internationales	Inférieur à 45 dB le jour et 35 dB la nuit (WHO 1966; 1980; AEPA, 1974; INC, 1977)
Normes canadiennes	Inférieur à l'intervalle de 65-79 décibels (CPS, 1995)
Tapement des doigts sur l'incubateur	70-95 dB
Fermeture des portes de l'incubateur	80-111 dB
Respirateurs	62-87 dB
Mouvement des chaises	86 dB
Déplacement des poubelles	80 dB
Sonneries de téléphones	65 dB
Alarme des moniteurs :	
Cardio-respiratoire	78 dB
Saturomètre	86 dB
Incubateur ou voix humaine	55-66 dB
Alarmes des pompes volumétriques	73 dB
Présence d'eau dans les tubes du respirateur	62-87 dB

Tableau 2 – Normes recommandées et exemples d'intensité sonore perçue par le nouveau-né prématuré dans une unité néonatale (de Paul & Chambers, 1994 ; Hiniker & Moreno, 1994 ; Lefrak-Okikawa & Lund, 1993 ; Weibley, 1989).

au niveau sonore d'une conversation. Le tableau 2 (page 40) présente d'autres exemples d'intensité sonore à laquelle le nouveau-né est soumis. Il est important de faire mention du fait que ces bruits originent de plusieurs sources et s'additionnent pour créer ainsi une intensité sonore importante. Ce fait est inquiétant puisqu'il a été démontré que le nouveau-né ressent de la douleur quand le niveau de bruit atteint plus que 77 dB (Lutes, 1993).

Il a été démontré qu'un niveau sonore intermittent de haute intensité peut être dangereux pour le nouveau-né hospitalisé. En fait, on a observé des altérations dans la stabilité physiologique en réaction au bruit sous forme de sursauts, d'apnée, de bradycardie, de changements de coloration et de diminution de la saturation d'oxygène cutanée (Allen, 1995; Byers, 2003; dePaul & Chambers, 1994; Graven et al, 1992; Tucker Catlett & Holditch-Davis, 1990; Zahr & Balian, 1995). De façon plus dramatique, les niveaux sonores dans une unité néonatale et l'excitation qu'ils déclenchent peuvent causer de l'hypoxémie, des altérations de la pression sanguine et de la perfusion cérébrale chez les nouveau-nés prématurés, manifestations qui précèdent souvent l'apparition d'hémorragie intracrânienne (dePaul & Chambers, 1994; Thomas, 1989). L'augmentation du rythme cardiaque et la vasoconstriction des vaisseaux sanguins reliés à l'exposition soudaine à un bruit fort peuvent aussi augmenter la pression intracrânienne (Blackburn & Vanderberg, 1993). De plus, on a associé l'exposition à un son continu (comme celui du moteur de l'incubateur) à une réduction de la sensibilité à la stimulation auditive (Segal, 1972). L'incidence de problèmes d'acuité auditive ou de perte complète de l'ouïe est de 1 pour 60 chez les bébés prématurés, comparativement à 1 pour 300 chez les bébés nés à terme (dePaul & Chambers, 1994; Nagorski Saunders, 1995; O'Shea et al, 1997; Piecuh et al, 1997; Roberston et al, 1994); la surdité étant reliée à la destruction de la cochlée (Thomas, 1989; Spitzer, 1996). Cette perte de l'ouïe peut parfois être expliquée par la prise de médicaments ototoxique, mais on a démontré que la surstimulation auditive est une grande responsable de ce handicap (Byers, 2003; Gardner-Cole et al, 1990; Tucker Catlett & Holditch-Davis, 1990).

La surstimulation visuelle

La stimulation visuelle in utero est très limitée, car l'utérus et la paroi abdominale filtrent les lumières extérieures. Cependant, le fœtus peut, à travers le mur utérin de sa mère, percevoir une intensité lumineuse de 150 lux, tandis que le nouveau-né hospitalisé perçoit en moyenne entre 236 et 1485 lux (DeLorme et Veilleux, 1998; Fielder & Robinson, 1994). La surstimulation visuelle est présente presque continuellement dans une unité néonatale et elle est caractérisée par un éclairage continu, intense et fluorescent (Allen, 1995; Fielder & Robinson, 1994; Glass, 1993). Cette lumière provient de plusieurs sources: lampes individuelles de chevet, fenêtres laissant entrer la lumière du soleil et fluorescents plafonniers (Blackburn & Patteson, 1991; Glass, 1985; Gray et al, 1998; Hiniker & Moreno, 1994; Shogan & Schumann, 1993). Plus particulièrement, une lampe de photothérapie dégage à elle seule de 3 000 à 4 000 lux si on prend la mesure directement dans l'incubateur (Blackburn & Patteson, 1991; Lotas, 1992). Dans une unité néonatale, les normes prescrites en regard de l'intensité de la lumière se situent entre 540 et 650 lux (CPS, 1995). Ainsi, l'intensité de l'éclairage dans une unité néonatale est discordant en comparaison de celle perçue par le fœtus in utero et des normes à respecter.

Mesures de luminosité	
Normes canadiennes	entre 540 et 650 lux (CPS, 1995)
Lampe de photothérapie	3000-4000 lux
Lumière du jour	1080-2000 lux
Lampe de chevet	2000-3000 lux
Généralement perçue par le prématuré dans une unité néonatale	236-1495 lux
Perçue à travers la paroi utérine	150 lux

Tableau 3 – Normes recommandées et exemples de mesures de luminosité perçue par le nouveau-né prématuré dans une unité néonatale (Allen, 1995; Blackburn & Patteson, 1991; Fielder & Robinson, 1994; Glass, 1993; Glass, 1985; Gray et al,1998; Hiniker & Moreno, 1994; Lotas, 1992; Shogan & Schumann, 1993).

Les conséquences de cette surstimulation sont autant physiologiques que sensorielles. On ne connaît pas encore totalement l'effet de la lumière vive sur le développement de la rétine, mais il a été démontré qu'une surstimulation visuelle peut interférer avec le développement du système visuel central, spécialement vers les 28e ou 29e semaine, période où apparaît une différenciation cellulaire rapide (Graven et al, 1992). Les nouveau-nés prématurés exposés pendant une longue période à l'environnement de l'unité néonatale ont une incidence de rétinopathie plus élevée que la normale dans une proportion de 30% (Allen, 1995; Fielder & Robinson, 1994; Glass, 1993; 1985). Bien que cette incidence puisse être reliée aux besoins et aux changements brusques d'oxygénation, elle a aussi été reliée à la surstimulation visuelle. On a également rapporté des problèmes d'acuité visuelle, pouvant aller jusqu'à la perte complète de la vision (Byers, 2003; Glass, 1993; O'Shea et al, 1997; Piecuh et al, 1997; White-Traut et al, 1994). Les diminutions de saturation d'oxygène cutanée observées lors d'expositions à une lumière soudaine démontrent que celle-ci est nuisible et stressante pour un nouveau-né prématuré (Byers, 2003). De même, la lumière vive peut prolonger le temps de sommeil passé en phase REM (Rapid Eye Movement). Ce type de sommeil se caractérise par une certaine labilité physiologique et une augmentation des apnées et des bradycardies (Graven et al, 1992; Tucker Catlett & Holditch-Davis, 1990). De plus, dans les unités néonatales, l'intensité lumineuse respecte rarement le cycle jour-nuit. Ce non-respect peut perturber le développement du rythme biologique naturel du cycle circadien chez le nouveau-né (Young, 1996; Tucker Catlett & Holditch-Davis, 1990). De même, la présence de lumière vive semble avoir un effet néfaste sur l'hormone de croissance, qui ne peut alors se relâcher de façon optimale, ce qui aurait des répercussions sur la croissance du nouveau-né (Graven et al, 1992; Peters, 1999). Ainsi, la lumière intense et vive est sans aucun doute dommageable pour le nouveau-né dont le système visuel est immature et pour qui l'hospitalisation risque de s'étendre sur plusieurs mois.

La surstimulation motrice (ou positionnement inadéquat)

L'utérus encadre physiquement le fœtus, qui flotte en apesanteur dans le liquide amniotique. Ce milieu particulier lui assure un développement moteur optimal, tout en lui permettant de varier ses positions à son gré. À l'opposé, le matelas de l'incubateur ou du lit du nouveau-né prématuré n'offre pas la sécurité et la restriction physique du milieu utérin. Le nouveau-né, couché à plat, tente vainement de retrouver sa position fœtale, ce qui lui occasionne une grande dépense d'énergie. En fait, ce nouveau-né n'a ni la maturité ni le tonus musculaire pour contrer la force de la gravité. Il en est de même pour la tête du nouveau-né qui, contraint à la force gravitationnelle, aura tendance à tomber naturellement en position latérale si celle-ci n'est pas soutenue. Selon Cubby (1991), la grande malléabilité des os crâniens, la faiblesse de la musculature du cou du nouveau-né prématuré et le positionnement inadéquat de la tête sont à l'origine de déformations crânio-faciales de type dolicocéphalie (aplatissement des côtés de la tête) ou plagiocéphalie (aplatissement de l'arrière de la tête). De même, les positions prolongées et

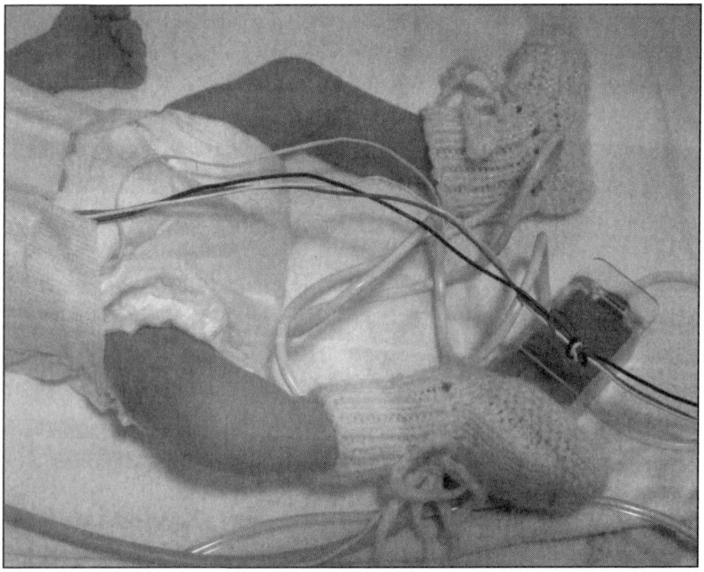

Photographie 2 – Positionnement inadéquat avec jambes en position dite « de la grenouille ».

inadéquates en décubitus latéral, dorsal ou ventral du nouveau-né prématuré peuvent provoquer une hyperextention de tous les membres (Turill, 1992). De façon plus particulière, la flaccidité naturelle du tonus musculaire du nouveau-né prématuré, la force de la pesanteur et l'adoption d'une position extrême des membres inférieurs en extension et en rotation externe contribuent à l'adoption de la posture dite « de la grenouille » (Turill, 1992, Monterosso et al, 1995) (voir photographie 2, page 44).

Dans les premiers mois qui suivent une naissance prématurée, le positionnement inadéquat ou l'absence de positionnement subi par le nouveau-né prématuré lors de son hospitalisation à l'unité néonatale peut avoir des conséquences fâcheuses et provoquer de multiples problèmes d'ordre moteur. Ainsi, il est relativement fréquent de retrouver chez le nouveau-né prématuré des anomalies motrices reliées à son immaturité neurologique et musculaire (Murphy, 1991 ; Whaley & Wong, 1991). Dans une étude effectuée par Georgieff & Bernbaum (1986), 46 % des nouveau-nés prématurés mal positionnés ont démontré une rétraction scapulaire anormale à l'âge de 18 mois. Cette rétraction limite l'habileté de l'enfant à effectuer une rotation de l'épaule vers l'avant ; celui-ci éprouve donc de la difficulté à aller chercher un objet devant lui, de même qu'à transférer les objets d'une main à l'autre. De même, une autre conséquence reliée à un positionnement inadéquat pourra se traduire par la tendance à adopter l'attitude du planeur lorsque le nouveau-né est placé en position ventrale à cause de trapèzes courts et de l'hypertonie des extenseurs de la chaîne postérieure (figure 1, page 46). Selon Douret (1993), le raccourcissement des muscles postérieurs de la nuque (rétraction des muscles trapèzes) et des muscles des épaules impose précocement la posture en « chandelier » des membres supérieurs (figure 2, page 46). De plus, on observe fréquemment un torticolis positionnel secondaire à un raccourcissement du muscle sterno-cléido-mastoïdien (Communication personnelle, Veilleux, A., novembre 1998).

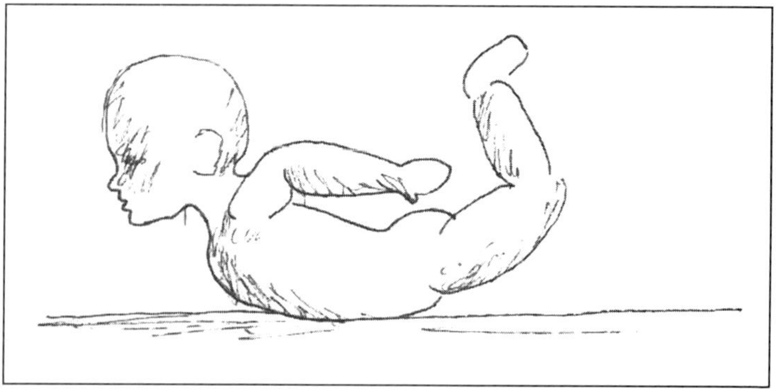

Figure 1 – L'attitude du planeur (Illustration : Claude Patenaude, 2005).

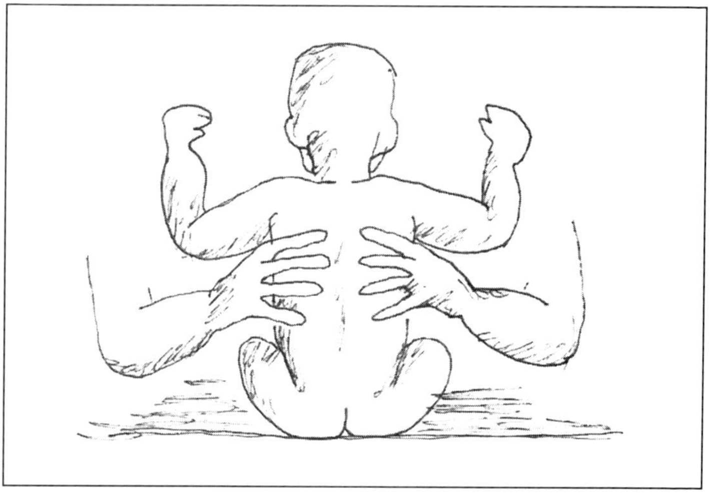

Figure 2 – La posture en « chandelier » (Illustration : Claude Patenaude, 2005).

Le stress et ses effets

Les recherches suggèrent également que le stress vécu par un nouveau-né prématuré ou malade durant son hospitalisation dans une unité néonatale peut avoir des conséquences négatives. Une augmentation soudaine de l'hormone de stress peut survenir à la suite de n'importe quelle forme de surstimulation (Peters, 1999). De même, plus le nouveau-né est prématuré, plus ce stress risque d'être à l'origine d'événements critiques telle une hémorragie intra-crânienne par exemple (Murphy, 1991).

Le stress vécu par le nouveau-né se traduit principalement par trois réactions physiologiques susceptibles d'entraver sa croissance, sa capacité de récupération et d'organisation ainsi que le développement optimal de son cerveau (Tucker Catlett & Holditch-Davis, 1990).

- **Un changement dans le cycle veille/sommeil** : les interventions fréquentes privent le nouveau-né d'un sommeil profond et réparateur. Une diminution dans la quantité et la qualité du sommeil peut être néfaste pour le nouveau-né malade ou prématuré, car très souvent son état est déjà précaire. Les perturbations engendrées par une surstimulation environnementale peuvent également affecter le sommeil léger (REM).
- **Un changement dans l'oxygénation** : une oxygénation sanguine adéquate est essentielle pour les tissus et plus particulièrement pour les tissus du cerveau. Une diminution rapide de l'apport en oxygène peut survenir après une manipulation lors des soins de routine.
- **Un changement dans les rythmes respiratoires et cardiaques** : une tachycardie et une tachypnée nécessitent une consommation accrue en oxygène et une demande élevée en énergie. Or, un nouveau-né soumis à l'environnement stressant d'une unité néonatale consacre moins d'énergie pour sa croissance et sa convalescence (Murphy, 1991; Tucker Catlett & Holditch-Davis, 1990).

Le positionnement inadéquat du nouveau-né prématuré, les sources de surstimulation de même que le stress vécu peuvent aussi engendrer des conséquences à long terme qui se manifesteront dès le début de l'enfance, mais également lorsque l'enfant sera d'âge préscolaire.

Conséquences à long terme de la surstimulation

Il a été démontré que la surstimulation et le positionnement inadéquat répété ont à long terme des répercussions sérieuses (Blackburn & VandenBerg, 1993). Ces conséquences sont proportionnelles au degré de prématurité du nouveau-né de même qu'à son état de santé.

Conséquemment, la vulnérabilité, l'immaturité et l'instabilité neurologique et motrice du nouveau-né prématuré font en sorte qu'il est incapable d'affronter la plupart des stimulations liées à l'écologie néonatale. Cela peut avoir des conséquences à long terme sur sa croissance et son développement (Peters, 1999; Als, 1986; 2002), puisqu'il a été soumis à un grand stress physiologique (Murphy, 1991). Ainsi, les stress aigus ou chroniques découlant de cet environnement inadéquat peuvent causer de graves problèmes qui apparaîtront plus tard dans la vie de l'enfant (Peters, 1999). On trouve dans la documentation scientifique un consensus selon lequel une partie de la morbidité à long terme notée chez les nouveau-nés prématurés serait reliée à des anomalies du développement cérébral, résultat de l'interaction de ce dernier avec l'environnement inadéquat que représente l'unité néonatale (Als, 1986; Avery & Glass, 1989; Becker et al, 1991; Gardner Cole et al, 1990; Lynch, 1991; Oehler, 1993; Shultz, 1992; Vandenberg, 1985; White-Traut & Hutchens Pate, 1987). On a observé une organisation cérébrale différente et anormale chez des nouveau-nés prématurés comparativement à ceux des nouveau-nés à terme (Als, 2002; Als et al, 2004; Tucker Catlett & Holditch-Davis, 1990). Als et al (2004) suggèrent qu'un environnement inadéquat affecte surtout la cohérence entre les lobes frontal et occipital ainsi que la myélination des structures du cerveau. Par exemple, des périodes d'hypoxie répétitives peuvent contraindre le cerveau à développer des connexions idiopathiques qui n'auraient pas été présentes autrement. Ces changements dans les connexions nerveuses, qui sont de nature mineure de prime abord, peuvent avoir de lourdes conséquences pour le développement à long terme (Tucker Catlett & Holditch-Davis, 1990; Als, 2002; Als et al, 2004).

Sur le plan cognitif, on a répertorié différents problèmes incluant des déficits de l'attention (McCormick, 1989; Ornstein et al, 1991) et des déficits d'apprentissage à l'âge préscolaire et scolaire (McCormick, 1989). De même, on assiste à l'émergence de retards dans les domaines de la réussite scolaire, de l'intégration visuelle-motrice et des habiletés langagières (Hack et al, 1994; Ornstein et al, 1991). Il est important de mentionner que même si ces nouveau-nés ne semblent pas avoir de problèmes d'ordre neurologique ou cognitif en apparence, il y a une grande incidence de ceux-ci qui souffrent de troubles cognitifs.

Sur le plan moteur, les conséquences à long terme du positionnement inadéquat peuvent occasionner des désordres au niveau musculaire et articulaire. Avec un suivi adéquat en physiothérapie par exemple, ces conséquences sont généralement réversibles chez les enfants qui n'ont pas eu de lésions cérébrales et ce, dès que l'activité musculaire normale est rétablie (Grenier, 1988). Cependant, il en va tout autrement pour le nouveau-né qui a des lésions cérébrales menant à une infirmité motrice d'origine cérébrale (IMOC), communément appelée paralysie cérébrale. Selon O'Shea et al (1997), près de 10 % des nouveau-nés prématurés sont atteints de ce handicap, qui représente la principale séquelle neurologique chez ces enfants. Un positionnement inadéquat peut engendrer des déformations orthopédiques précoces, particulièrement au niveau des hanches, qui s'ajoutent à des séquelles neurologiques déjà existantes (Grenier, 1988). Ainsi, la position dite « de la grenouille » provoque une hypertonie des adducteurs et une torsion fémorale externe bilatérale. Par la suite, celle-ci entraîne un raccourcissement des muscles adducteurs et iléo-psoas de même qu'une déformation du fémur par traction directe sur l'os, qui est très malléable à cet âge (Grenier, 1988). Ces conséquences peuvent causer de la difficulté à s'asseoir et à marcher (communication personnelle, Veilleux, A., novembre 1998). Il est difficile de traiter ces déformations osseuses et articulaires de même que les raccourcissements musculaires, et il arrive que ces problèmes soient simplement irréversibles chez ces enfants. Pour cette raison, Grenier (1988) recommande d'adopter des mesures préventives de positionnement chez les nouveau-nés traités dans les unités néonatales, avec l'intention de protéger l'intégrité des articulations, des muscles et des os d'une minorité d'enfants susceptibles d'avoir une séquelle cérébrale.

Le tableau suivant résume les conséquences possibles de l'écologie de l'unité néonatale chez le nouveau-né malade ou prématuré, à court, à moyen et à long terme.

Conséquences possibles de l'écologie de l'unité néonatale sur le nouveau-né malade ou prématuré		
À court terme	**À moyen terme**	**À long terme**
Diminution de la saturation en oxygène	Rétinopathie	Perte de la vision
Bradycardie	Manque de sommeil	Ralentissement de la croissance
Tachycardie	Hémorragie intra-crânienne	Perte de l'ouie
Apnée	Comportement d'aversion aux manipulations	Positionnement : rétraction scapulaire, abduction scapulaire, anomalie motrice, trapèze courts, hypertonie, raccourcissement des muscles postérieurs de la nuque, torticolis positionnel, moulage de la tête (dolicocéphalie, plagiocéphalie)
Tachypnée	Irritabilité	Problème d'alimentation
Hypo ou hypertension systémique	Coliques	Retard moteur
Changement de la couleur de la peau : cyanose ou marbrée	Incapacité à s'auto-consoler	Retard de langage
Hypoxémie	Difficulté à s'intégrer dans un cycle circadien	Troubles du sommeil
Augmentation de la pression intra-crânienne	Problèmes d'alimentation	Troubles du comportement
Vomissements		Mauvaise perception du schéma corporel
Halètements		Hyperactivité
		Déficit de l'attention
		Troubles de l'apprentissage
		Diminution du quotient intellectuel
		Distraction
		Impulsivité
		Difficulté émotionnelle
		Dérangement du processus spatial

Tableau 4 – Conséquences possibles de l'écologie de l'unité néonatale chez le nouveau-né malade ou prématuré.

Compte tenu des effets délétères à court, à moyen et à long terme reliés à l'environnement d'une unité néonatale, différents spécialistes se sont intéressés aux réactions physiologiques et comportementales du nouveau-né prématuré. Dans la continuité des travaux de Brazelton sur les compétences sensorielles, cognitives et sociales du nouveau-né, le docteur Heideleise Als a élaboré la théorie « synactive » du développement. Ce cadre théorique vise à mieux comprendre les réactions et les comportements du nouveau-né prématuré dans son environnement. Nous aborderons ce sujet dans le prochain chapitre.

CHAPITRE 3

La théorie synactive du développement

Historique

Dans le passé, le nouveau-né était considéré comme n'étant pas affecté par son environnement et incapable d'interagir de façon active. De surcroît, on croyait que le nouveau-né était incapable de voir, d'entendre et de sentir la douleur. Or, Brazelton (1979) et Lott (1989) ont montré que non seulement le nouveau-né est capable de faire tout cela, mais que, de surcroît, il a des préférences face à certains stimuli. Les recherches sur ce sujet ont démontré que le nouveau-né perçoit son environnement et y réagit en changeant ses comportements. Selon ces mêmes auteurs, le nouveau-né démontre des préférences pour certains stimuli et peut même se protéger de l'environnement quand cela est nécessaire (par exemple s'il retire sa jambe ou son bras lors de l'insertion d'un cathéter interne).

Le docteur T. Berry Brazelton, professeur de pédiatrie à l'Université Harvard à Boston et pédiatre de renommée mondiale, fut un pionnier dans la reconnaissance des compétences du nouveau-né. Il a mis au point une échelle d'évaluation intitulée *Brazelton Neonatal Behavioral Assessment Scale* (NBAS) que nous décrirons plus en détail dans le chapitre suivant. Selon cet auteur, les comportements du nouveau-né sont les reflets internes de son organisation et de ses réactions aux stimuli présents dans l'environnement (Brazelton, 1979).

Dans les années 80, le docteur Heideleise Als, psychologue spécialisée en neuro-développement au *Children's Hospital Boston*, collabore avec le docteur Brazelton à une recherche sur les nouveau-nés séjournant à l'unité néonatale. L'outil d'évaluation est alors mis en application auprès des nouveau-nés prématurés et, par le fait même, les chercheurs constatent que cette population est davantage affectée par son environnement que le nouveau-né à terme. En effet, le nouveau-né prématuré est plus fragile et éprouve de la difficulté à gérer les stimuli qui émergent de l'écologie néonatale et à interagir avec les personnes présentes dans son environnement. Dans ce contexte et dans la continuité des travaux de Brazelton sur les compétences sensorielles, cognitives et sociales du nouveau-né, Als élaborait en 1982 sa théorie synactive du développement.

Théorie synactive du développement

Cette théorie propose un modèle de développement qui spécifie le degré de différenciation des comportements et l'habileté de l'humain à adapter et à organiser son propre fonctionnement, de la conception jusqu'à la 52e semaine post-conceptionnelle. Le terme « synactive » qualifie le développement du fœtus et du nouveau-né selon plusieurs sous-systèmes qui émergent indépendamment, durant la période fœtale (Tribotti & Stein, 1992), mais qui s'imbriquent tous et interagissent ensemble à mesure que l'humain prend contact avec son environnement. Ces différents sous-systèmes, au nombre de cinq, sont intégrés, interactifs et interagissent donc les uns par rapport aux autres, en lien avec l'environnement immédiat du nouveau-né (Ratynski et al, 2002). Ces dits sous-systèmes sont :

- le sous-système autonome ;
- le sous-système moteur ;
- le sous-système des états de veille/sommeil ;
- le sous-système de l'attention/interaction ;
- le sous-système de l'autorégulation.

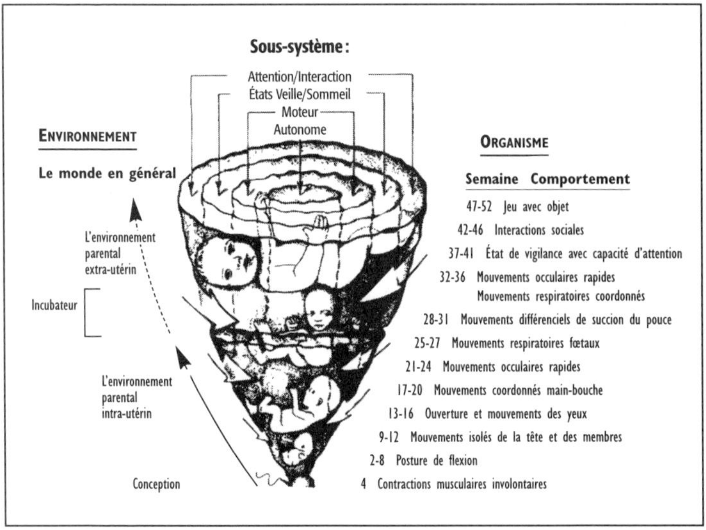

Figure 3 – Le modèle de l'organisation synactive du développement du nouveau-né (adapté et traduit avec permission d'Heideleise Als).

Selon la théorie synactive de Als (1982), le processus du développement n'est pas linéaire. On peut le concevoir comme une série de cercles concentriques où chaque sous-système interagit continuellement avec les autres (Als, 1982), chacun de ceux-ci recevant et produisant continuellement de l'information (figure 3). Ainsi, de chaque sous-système émergent des réactions face à l'environnement qui, en fait, sont des indicateurs physiologiques et comportementaux de leur régulation. Ces indicateurs permettent aux professionnels de la santé et aux parents de comprendre où le nouveau-né déploie ses énergies afin de conserver une certaine organisation, voire une certaine stabilité. Cependant, afin de bien comprendre les réactions du nouveau-né, il est opportun de voir en détails la composition de chaque sous-système.

Le sous-système autonome

Selon Als (1982), le sous-système autonome est au centre du fonctionnement de l'organisme. Il représente les fonctions vitales physiologiques. De façon plus précise, il représente aussi le développement des organes vitaux et leur fonctionnement de base. Les voies de communication de ce sous-système incluent la régulation des fonctions, comme le rythme cardiaque, la pression artérielle, la respiration, la coloration de la peau, la saturation d'oxygène cutanée, la température, les fonctions gastro-intestinales et la production d'hormones. Puisque ce sous-système est au cœur du développement, le nouveau-né doit d'abord établir une stabilité autonomique avant de passer au sous-système suivant. Plus le nouveau-né est immature ou malade, plus il utilise ses énergies à essayer de garder un équilibre dans ce sous-système.

Le sous-système moteur

Le sous-système moteur inclut les comportements associés à la posture, au tonus musculaire et aux mouvements généralisés du corps. Ainsi, le nouveau-né doit établir premièrement une stabilité du sous-système autonome, puis du sous-système moteur avant d'espérer atteindre le suivant.

Le sous-système des états de veille/sommeil

Le sous-système des états de veille/sommeil, qu'on appelle aussi les états de conscience, correspond à l'habileté du nouveau-né à atteindre différents niveaux de conscience situés entre l'état de sommeil et l'état d'éveil. On a identifié six états de conscience :

- le sommeil profond ;
- le sommeil léger (REM) ;
- la somnolence ;
- l'éveil alerte ;
- l'éveil avec des mouvements actifs ;
- les pleurs (Brazelton, 1979).

Le sommeil profond se caractérise par une respiration régulière, sans aucune manifestation de mouvement des yeux, par une expression faciale détendue, sans aucune activité motrice spontanée et des sursauts occasionnels (Als, 1984b). Le sommeil léger est caractérisé par un mouvement rapide des yeux sous les paupières fermées, par des périodes de respirations régulières ou irrégulières et par un bas niveau d'activité. De plus, on observe des sursauts occasionnels, des gémissements, des sourires, des mâchonnements et des mouvements de succion (Als, 1984b). La somnolence est caractérisée par une faible activité motrice et des yeux ouverts ou partiellement ouverts, qui donnent l'impression que le nouveau-né regarde à travers l'objet ou la personne devant lui (Als, 1984b). On décrit l'état d'éveil/alerte, considéré comme un niveau d'attention adéquat, par un regard clair, brillant, dirigé vers une personne ou des éléments de l'environnement (Als, 1984b). Enfin, on définit le dernier état de conscience comme étant celui de l'éveil, avec des mouvements actifs du corps et des pleurs.

On considère également qu'il existe des états de transition entre chacun de ces niveaux de conscience, des états intermédiaires désignant les comportements des enfants qui n'entrent dans aucun des six états de conscience décrits précédemment. Ajoutons qu'il est essentiel que le nouveau-né atteigne une stabilité de ce sous-système et soit en état d'éveil/alerte pour maintenir une attention et des interactions avec son environnement.

Le sous-système de l'attention/interaction

Le sous-système de l'attention/interaction est défini comme l'habileté de l'enfant à maintenir une attention et à entrer en interaction avec son environnement, ses parents et les gens qui l'entourent.

Le sous-système de l'autorégulation

Le sous-système de l'autorégulation fait office d'ancrage entre les quatre sous-systèmes nommés précédemment afin de retrouver unéquilibre. Ainsi, face à un stimulus négatif de l'environnement, le nouveau-né adoptera des comportements d'autorenforcement, comme la succion et l'attraction main-bouche afin de retrouver une stabilité. Lorsqu'il y a une instabilité dans plusieurs sous-systèmes, il est très difficile d'adopter ces comportements. De même, cette capacité d'autorégulation est souvent absente quand le nouveau-né est très immature ou très malade, ou encore quand il est sous l'influence de certains médicaments ayant un effet sur le système nerveux central.

Le tableau 5 (page 58) présente les caractéristiques des différents sous-systèmes.

Sous-systèmes	**Caractéristiques**
Autonome	Rythme cardiaque Pression artérielle Respiration Coloration Saturation d'oxygène cutanée Température Fonctions gastro-intestinales Production d'hormones
Moteur	Posture Tonus musculaire Mouvements généralisés du corps
État veille/sommeil	État de conscience (six états de conscience: le sommeil profond, le sommeil léger, la somnolence, l'éveil/alerte, l'éveil avec des mouvements actifs et les pleurs). Transition entre stades de conscience
Attention/interaction	Capacité d'attention et d'interaction Réponses face à l'environnement, aux intervenants et aux parents
Autorégulation	Stabilité des sous-systèmes par des comportements d'autorenforcement tels la succion et l'attraction main-bouche

Tableau 5 – Caractéristiques des sous-systèmes de la théorie synactive du développement (Als, 1982, 1984b, 1986).

Il existe une différence notable entre le nouveau-né à terme et le nouveau-né malade ou prématuré dans la façon de gérer les stimulations de l'environnement. Ainsi, les comportements et réactions émanant des différents sous-systèmes seront différents. Nous en ferons état dans le prochain chapitre.

CHAPITRE 4

Les comportements du nouveau-né à terme et du nouveau-né malade ou prématuré selon les différents sous-systèmes

Prémisses de la communication du nouveau-né

Le nouveau-né, qu'il soit ou non à terme, ne peut communiquer verbalement ce qu'il ressent, son mode de communication étant seulement au stade préverbal. Pour se faire comprendre et exprimer ses moindres nuances d'émotions, il utilise donc le langage corporel. Cette communication s'adresse aux yeux et non aux oreilles, d'où la difficulté de décoder ses messages. Le langage corporel se traduit par une série de signaux envoyés par le corps du nouveau-né, médium par excellence de communication. De façon plus spécifique, le système nerveux sensoriel du nouveau-né perçoit différentes informations émanant de son environnement et y réagit par le biais de son corps. Ces réactions sont, en fait, des indicateurs physiologiques et comportementaux qui émergent des cinq sous-systèmes décrits dans la théorie de Als et traduisent la capacité du nouveau-né à adapter son fonctionnement et à l'organiser en réponse aux stimulations perçues. Ainsi, toute stimulation inadaptée, en qualité ou en intensité, entraîne des réactions de défense, de retrait et de fermeture, qui sont considérées comme des *signes de stress*. À l'inverse, une stimulation adaptée aux réelles compétences du nouveau-né entraîne une réaction positive et une ouverture, qui sont considérées comme des *signes d'adaptation*.

Selon plusieurs auteurs (Als, 1986, 1989; Stevens et al, 1996), le nouveau-né est un organisme dynamique continuellement à la recherche d'un équilibre et d'une organisation interne, tout en étant en constante interaction avec son environnement. Cette recherche d'équilibre vise à atteindre le niveau de fonctionnement le plus élevé possible. Ainsi, le développement se conçoit comme la recherche d'un équilibre permanent entre les signes de stress et les signes d'adaptation émis par les différents sous-systèmes. Le nouveau-né est considéré comme « organisé » quand il utilise son sous-système d'autorégulation pour s'adapter à une stimulation. En contrepartie, il est considéré comme « désorganisé » quand une stimulation nouvelle entraîne des réactions de stress dans un de ses sous-systèmes sans être capable de retrouver un équilibre (Ratynski et al, 2002).

Cependant, différents événements peuvent influencer les capacités d'adaptation du nouveau-né. Parmi ces événements, on trouve la durée de la grossesse (plus le nouveau-né est prématuré, moins grande est sa capacité d'adaptation), un processus de maladie, ou des complications reliées à la naissance. Selon Als (1982), Parmelee (1975) et Wilson (1974), l'habileté du nouveau-né à interagir avec son environnement, sans créer de déséquilibre dans ses sous-systèmes, est directement liée à son niveau de maturité. Ainsi, un nouveau-né à terme, s'il ne vit pas de situations accablantes, a généralement une bonne organisation de ses sous-systèmes et un état de vigilance alerte et soutenu. À l'inverse, les comportements du nouveau-né prématuré ou à terme, mais jugé dans un état critique, peuvent grandement différer dans son habileté à régulariser le fonctionnement de ses sous-systèmes. On observe alors des signes de stress qui reflètent la fragilité de son système nerveux sensoriel, ainsi que sa difficulté à capter les renseignements venant de l'environnement et à y répondre. Les comportements sont donc différents, selon que le nouveau-né est à terme, malade ou prématuré. Cependant, plus les jours passent, plus la capacité de ce dernier à s'adapter à son environnement augmente (processus normal de maturation). De plus, le développement comportemental des nouveau-nés présente des variations individuelles en lien avec des facteurs génétiques, médicaux et environnementaux dont il faut tenir compte. (Ratynski et al, 2002).

Comportements du nouveau-né à terme selon les différents sous-systèmes reflétant une organisation

Lorsque la grossesse et la naissance se déroulent sans complications, le nouveau-né à terme possède la maturation nécessaire et les capacités pour affronter la vie extra-utérine. Ainsi, son langage verbal se traduira davantage comme un ensemble de signes d'adaptation de ses différents sous-systèmes. En effet, il bénéficie rapidement d'une stabilisation de ses sous-systèmes autonome et moteur. De même, le sous-système des états de veille/sommeil s'équilibre dès les premières heures de vie, permettant l'expression de signes d'adaptation des sous-systèmes de l'attention/interaction et de l'autorégulation.

Selon la théorie de Als, le nouveau-né à terme présente les signes d'adaptation sur les différents plans (Als, 1982, 1984b, 1986, 1989, 1992):

Sur le plan du sous-système autonome

- Des respirations douces et régulières.
- Une coloration rosée, stable.
- Un rythme cardiaque stable.
- Une digestion stable.
- Des réponses viscérales stables sans signes de stress.

De même, le nouveau-né peut maintenir une stabilité de sa température, de sa pression artérielle et de son taux de saturation d'oxygène cutanée au repos et devant les stimuli de l'environnement.

Sur le plan du sous-système moteur

- Mouvements harmonieux, doux, synchronisés et symétriques:
  - mains enlacées;
  - pieds joints;
  - manœuvres main-bouche et main-figure;
  - agrippement d'un objet ou d'un doigt;
  - succion;
  - posture de flexion.

- Postures utilisant de façon adéquate la flexion et l'extension.
- Tonus musculaire adéquat.

Sur le plan du sous-système des états de veille/sommeil

- États de sommeil et d'éveil clairement définis.
- Transition douce entre les états, sans dépense d'énergie excessive.
- Cris vigoureux.
- Capacité d'autoconsolation et de retour au calme.
- Comportements démontrant une disposition du nouveau-né à interagir:
  - sourire;
  - visage détendu;
  - regard brillant et clair;
  - configuration de la bouche en forme de « ooh »;
  - petits sons doux (roucoulements).

Sur le plan du sous-système de l'attention/interaction

- Réponses adaptées aux stimulations visuelles et auditives intenses, vives et de longue durée.
- Recherche active de la source de stimulation auditive et capacité de diriger son attention d'un stimulus à l'autre.
- Capacité de maintenir une interaction avec l'entourage (professionnels de la santé, parents et objets de l'environnement).
- Expression faciale détendue démontrant un intérêt à interagir.

Sur le plan du sous-système de l'autorégulation

Le nouveau-né utilise des stratégies d'adaptation afin de se consoler. Il déploie ces stratégies pour retrouver un équilibre au sein de ses sous-systèmes.

- Succion.
- Tendance à agripper.
- Mains et pieds enlacés.

- Recherche visuelle.
- Attraction main-bouche et main-figure.

Exemple clinique

Un nouveau-né à terme dont l'accouchement s'est déroulé sans complications peut, immédiatement après la naissance, démontrer des signes vitaux stables, avoir une succion efficace au sein, être dans un état d'éveil calme, maintenir ses membres fléchis et agripper le chandail de sa mère. Quand un bruit soudain ou une lumière vive dérangent sa quiétude, il peut arrêter quelques secondes la succion, resserrer son étreinte et retrouver ensuite son calme.

Comportements du nouveau-né malade ou prématuré selon les différents sous-systèmes reflétant une désorganisation

Le nouveau-né prématuré, encore pourvu de caractéristiques fœtales, possède des compétences qui devraient s'exprimer normalement dans un environnement intra-utérin. En se retrouvant dans une unité néonatale, ce dernier est incapable, via ses sous-systèmes, de réagir aux stimulations excessives et inapropriées pour son niveau de développement (Sizun et al, 1999). L'organisme du nouveau-né prématuré n'est donc pas déficient ou incomplet. En fait, c'est l'environnement de l'unité néonatale qui est inadéquat pour son degré de maturité. Le nouveau-né prématuré est très sensible à son environnement et au stress issu des différentes sources de surstimulation. Ses capacités d'adaptation sont influencées par son propre état, sa maladie et, bien sûr, son degré de maturité.

Si la capacité du nouveau-né prématuré à gérer les stimuli nocifs issus de l'environnement de l'unité néonatale est outrepassée, l'équilibre est rompu. Ainsi, le nouveau-né émet des comportements qui, en fait, sont des signes de stress dans le sous-système où il avait atteint un niveau d'équilibre. Chaque sous-système étant relié et interactif, ceci peut se traduire par une cascade de réactions de stress du sous-système atteint et affecter le sous-système voisin de l'extérieur vers l'intérieur (voir le modèle de l'organisation synactive du développement du nouveau-né (Als, 1982)). Par exemple, un son strident peut créer un état de déséquilibre dans le sous-système des états de veille/sommeil et engendrer une réaction de stress chez le nouveau-né. Ainsi, ce dernier peut passer d'un état où il était calme et éveillé (signe d'adaptation) à un état où il est inconsolable (signe de stress). De même, si la stimulation perdure, qu'aucune mesure n'est prise pour arrêter la stimulation et que le nouveau-né est incapable de retrouver un état d'équilibre par son sous-système d'autorégulation, des signes de stress apparaîtront dans le sous-système moteur et, finalement, dans le sous-système autonome. Il est important de mentionner que les signes de stress issus du sous-système autonome représentent souvent la fin d'une cascade alors que le nouveau-né a émis auparavant d'autres signes de stress émanant des sous-systèmes voisins. Par conséquent, il est important d'intervenir promptement et de gérer adéquatement l'environnement immédiat du nouveau-né.

C'est ainsi que, selon la théorie de Als, le nouveau-né malade ou prématuré peut démontrer, selon les différents sous-systèmes, certains signes de stress sur les différents plans (Als, 1982, 1984b, 1986, 1989, 1992):

Sur le plan du sous-système autonome

- Une fonction cardiaque instable démontrant une augmentation ou une diminution du rythme cardiaque ou de la pression sanguine.
- Un changement du rythme ou du type de respiration (incluant les apnées, les pauses respiratoires et le halètement) et une diminution de la saturation d'oxygène cutanée.
- Un changement de la coloration de la peau (pâle, marbrée, bistrée, cyanotique ou rougeâtre) de façon subtile ou clairement définissable.
- Des réponses viscérales incluant le hoquet, des haut-le-cœur, une augmentation des résidus gastriques, des régurgitations, des crachats et des contractions musculaires

similaires à l'effort fourni pour une régurgitation ou pour faire une selle.

- Des réponses motrices comme les trémulations, sursauts, convulsions, bâillements (voir photographie 3), éternuements et soupirs.

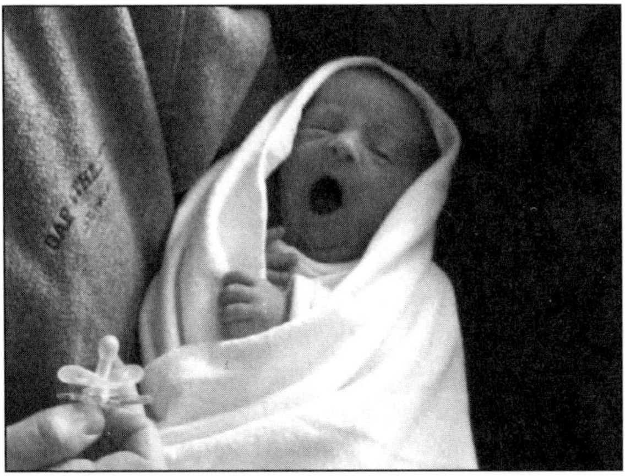

Photographie 3 – Signe de stress du sous-système autonome : bâillement.

À cause de l'immaturité du nouveau-né prématuré, les réponses venant de ce sous-système se traduisent surtout sous forme d'instabilité physiologique en réaction aux stress créés par l'environnement de l'unité néonatale. Les altérations du fonctionnement du sous-système autonome peuvent également survenir durant les manipulations ou à leur suite. On observe généralement les réactions du nouveau-né de cinq à dix minutes après l'avoir manipulé, à cause de son immaturité (Gorski, 1985). Ainsi, plus l'enfant est né prématurément, plus ses réactions se font à retardement. Avec le temps, le nouveau-né démontre une meilleure stabilité physiologique et moins de variabilité dans ses fonctions physiologiques (Ludington-Hoe & Swinth, 1996).

Sur le plan du sous-système moteur

Le nouveau-né peut démontrer des altérations dans l'organisation de ce sous-système sous forme de :

- Flaccidité de la figure, du tronc et des extrémités.

- Hypertonicité :
  - extension des jambes (jambes en l'air) (voir photographie 4) ;
  - doigts en éventail ;
  - extension de la langue ;
  - tronc en opistotonos (dos cambré en arrière accompagné ou non d'un mouvement d'ouverture des membres) ;
  - manœuvre de protection (mains dans le visage) (voir photographie 5) ;
  - serrement des poings.
- Hyperflexion du tronc, des extrémités et adoption d'une position fœtale recroquevillée.
- Activité frénétique et diffuse, mouvements saccadés.

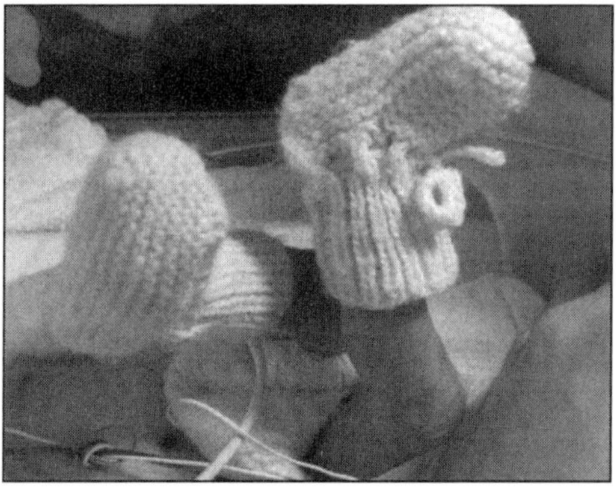

Photographie 4 – Signe de stress du sous-système moteur : extension des jambes en l'air.

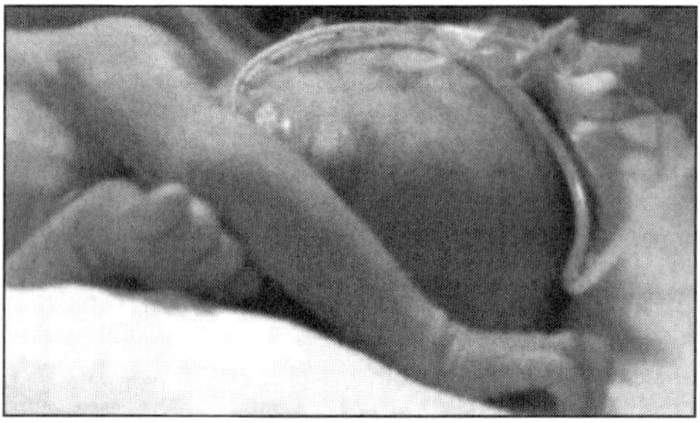

Photographie 5 – Signe de stress du sous-système moteur : protection du visage avec les mains.

Sur le plan du sous-système des états de veille/sommeil

- Le nouveau-né prématuré peut émettre des comportements qui démontrent que les stades de sommeil sont diffus et non différenciés, par exemple :
  - gémissements ;
  - plaintes ;
  - secousses faciales ;
  - sourires intempestifs ;
  - grimaces faciales, froncement des sourcils (voir photographie 6) ;
  - respirations irrégulières ;
  - sommeil agité.
- Des changements abrupts entre les états de veille/sommeil.
- Des cris et des pleurs, une irritabilité et un état où le nouveau-né est inconsolable.
- Des périodes d'agitation, de l'hyperexcitabilité.

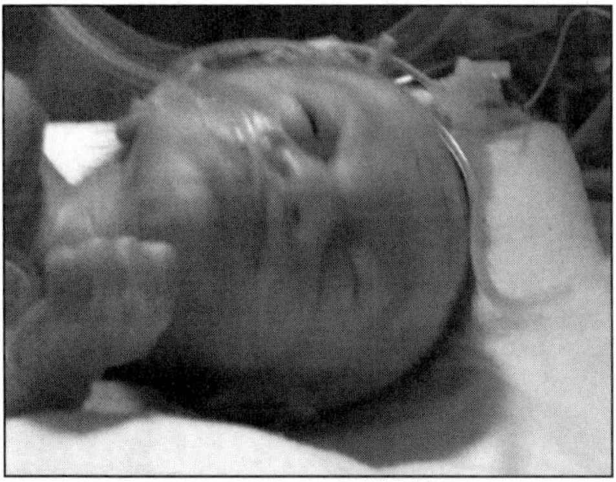

Photographie 6 – Signe de stress du sous-système des états de veille/sommeil : froncement des sourcils.

Sur le plan du sous-système de l'attention/interaction

- Bas niveau d'attention, caractérisé par un regard hagard (yeux dans le vague).
- Mouvements des yeux non coordonnés.
- Yeux écarquillés.
- Regard paniqué ou complètement désintéressé.

- Fuite du regard.
- Tendance à éviter toute stimulation.

Sur le plan du sous-système de l'autorégulation

- Le nouveau-né prématuré peut tenter d'adopter ces comportements pour maintenir ou retrouver l'équilibre :
  - régresser à l'état de veille ;
  - changements de posture ;
  - stratégies motrices : succion, enlacer mains et pieds, tendance à agripper (voir photographie 7), attraction main-bouche et main-figure ;
  - autoconsolation ;
  - cri robuste et puissant ;
  - recherche visuelle, expression du visage animée, configuration de la bouche en forme de « ou », sourires, petits sons doux (roucoulements).

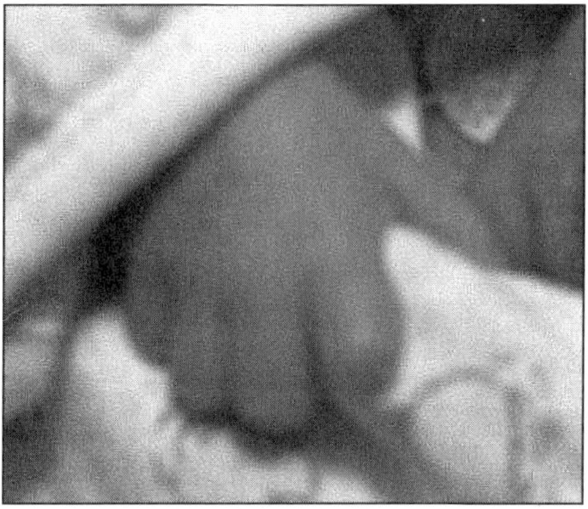

Photographie 7 – Signe d'adaptation du sous-système de l'autorégulation : agripper une couverture.

Exemple clinique

Un nouveau-né prématuré ou à terme, mais dans un état jugé critique, qui est admis à l'unité néonatale, pourra démontrer des signes cliniques d'instabilité (signes de stress), comme une altération du rythme cardiaque et du rythme respiratoire, un changement dans la coloration, des mouvements du corps non coordonnés, de la difficulté à téter, une transition abrupte entre les états de veille/sommeil et une incapacité à interagir avec son environnement. Plus le nouveau-né est malade ou prématuré, plus ses comportements sont liés et restreints au sous-système autonome ou au sous-système moteur. Ainsi, l'énergie du nouveau-né sera consacrée à maintenir un équilibre dans ces sous-systèmes et une oscillation entre signes de stress et signes d'adaptation sera observée. Dans certains cas, quand l'environnement est adéquat pour ses capacités, le nouveau-né peut émettre des signes d'adaptation dans les premiers sous-systèmes (voir photographie 8) et ainsi, interagir brièvement avec son environnement (sous-système de l'attention/interaction).

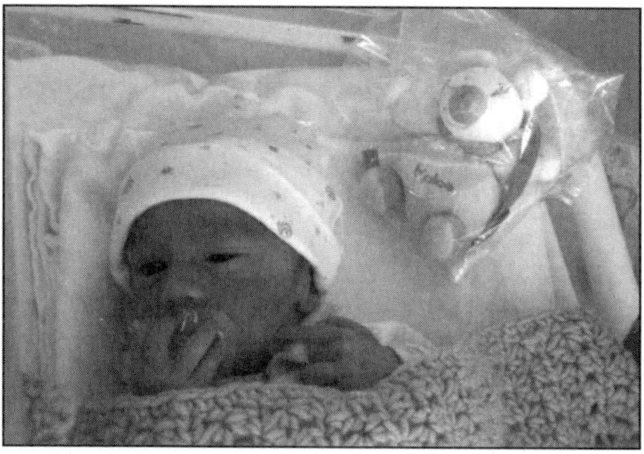

Photographie 8 – Signe d'adaptation du sous-système de l'autorégulation : succion et rapprochement main-bouche.

Les tableaux 6-10 (pages 70-72) résument les signes de stress ou d'adaptation du nouveau-né à son environnement, selon les différents sous-systèmes.

Sous-système autonome	
Signes de stress	**Signes d'adaptation**
Fonction cardiaque instable: • Tachycardie, Bradycardie • Hypo ou hypertension artérielle Changement du rythme ou du type de respiration incluant: • Apnée • Pauses • Halètement • Diminution de la saturation en oxygène Changement de la coloration de la peau: • Pâle • Marbrée • Bistrée • Cyanotique • Rougeâtre Des réponses viscérales incluant: • Hoquet • Haut-le-cœur • Augmentation des résidus gastriques • Régurgitations • Crachats • Contractions musculaires similaires à l'effort fourni pour une régurgitation ou pour faire une selle Des réponses motrices telles: • Trémulations • Sursauts • Convulsions • Bâillements • Éternuements • Soupirs	Respirations douces et régulières Coloration rosée, stable Rythme cardiaque stable Digestion stable Réponses viscérales stables sans évidence de signes de stress

Tableau 6 – Signes de stress et d'adaptation du nouveau-né à son environnement selon le sous-système autonome.

Sous-système moteur	
Signes de stress	**Signes d'adaptation**
Flaccidité de la figure, du tronc et des extrémités. Hypertonicité • Extension des jambes (jambes en l'air) • Extension des bras (bras en l'air) • Doigts en éventail • Extension de la langue • Tronc en opistotonos (dos cambré en arrière) • Manœuvre de protection (mains dans le visage) • Serrer le poing Hyperflexion du tronc, des extrémités et adoption d'une position fœtale recroquevillée Activité frénétique et diffuse, gigotements, mouvements saccadés	Les mouvements harmonieux, doux, synchronisés et symétriques tels: • Mains enlacées • Pieds joints ensemble • Jambes enlacées • Empoigner ou tenir un objet ou un doigt (tendance à agripper) • Succion • Adoption posture de flexion • Manœuvres main-bouche et main-figure Postures utilisant la flexion et l'extension de façon adéquate Tonus musculaire adéquat

Tableau 7 – Signes de stress et d'adaptation du nouveau-né à son environnement selon le sous-système moteur.

Sous-système des états de veille/sommeil	
Signes de stress	**Signes d'adaptation**
Stades de sommeil diffus et non différenciés avec: • Gémissements • Plaintes • Secousses faciales • Sourires intempestifs • Grimaces faciales • Froncement des sourcils • Respirations irrégulières • Sommeil agité Changements abrupts entre les états de veille/sommeil Cris, pleurs, irritabilité et état où l'enfant est inconsolable Périodes d'agitation, hyperexcitabilité	États de sommeil et d'éveil clairement définis Transition douce entre les états sans dépense d'énergie excessive Cris vigoureux Capacité d'autoconsolation et de retour calme Comportements démontrant une disposition de l'enfant à interagir tels : • Sourire • Visage détendu • Regard brillant, clair • Configuration de la bouche en forme de « ooh » • Petits sons doux (roucoulements)

Tableau 8 – Signes de stress et d'adaptation du nouveau-né à son environnement selon le sous-système des états de veille/sommeil.

SOUS-SYSTÈME DE L'ATTENTION/INTERACTION	
Signes de stress	**Signes d'adaptation**
Bas niveau d'attention, caractérisé par un regard hagard (yeux dans le vague) Mouvements incoordonnés des yeux Yeux écarquillés Regard paniqué ou complètement désintéressé Fuite du regard Tendance à éviter toute stimulation	Réponses adaptées face aux stimulations visuelles et auditives intenses, vives et de longue durée Recherche active de la source de stimulation auditive et capacité de diriger son attention d'un stimulus à l'autre Capacité de maintenir une interaction avec le personnel soignant, les parents Expression faciale détendue démontrant un intérêt à interagir

Tableau 9 – Signes de stress et d'adaptation du nouveau-né à son environnement selon le sous-système de l'attention/interaction.

SOUS-SYSTÈME DE L'AUTORÉGULATION
Signes d'adaptation
Déploiement de stratégies d'adaptation • Succion • Tendance à agripper • Enlacer ses mains et ses pieds ensemble • Recherche visuelle • Attraction main-bouche, main-figure

Tableau 10 – Signes d'adaptation du nouveau-né à son environnement selon le sous-système de l'autorégulation.

Chapitre 5

L'évaluation des comportements des nouveau-nés

Comme les nouveau-nés ne peuvent pas parler, ils viennent au monde avec d'énormes capacités de communication et un vocabulaire riche en mouvements corporels, pleurs et réactions visuelles : tout cela fait partie du langage complexe des comportements du nouveau-né. Ce langage, décrit dans le chapitre précédent, est parfois difficile à interpréter sans encadrement scientifique. Plusieurs outils ont donc été développés afin d'aider à comprendre ce merveilleux langage du nouveau-né : le NBAS (*Neonatal Behavioral Assessment Scale*), le NONB (*Neonatal Observation of Newborn Behavior*), l'APIB (*Assessment of Preterm Infant Behavior*), le NNNS (*NICU Network Neurobehavioral Scale*) et le NAPI (*Neurobehavioral Assessment of the Preterm Infant*) (Vergera & Bigsby, 2003). Cependant, deux d'entre eux ont été considérés comme plus pertinents pour les besoins du présent livre : le NBAS et l'APIB, puisqu'ils sont à la base de l'interprétation des comportements du nouveau-né dans les soins du développement.

L'échelle d'évaluation du comportement néonatal (Neonatal Behavioral Assessment Scale - NBAS)[1]

Historique

Dans les années 70, la médecine en était à ses premiers balbutiements quant à la compréhension des comportements

1. Brazelton & Nugent, 1995.

des nouveau-nés et l'évaluation de leurs capacités. Pour évaluer celles-ci, on utilisait alors des tests ou échelles qui servaient essentiellement à identifier des anomalies ou des morbidités. En 1973, le NBAS fut mis au point par le docteur T. Berry Brazelton et ses collègues afin de dépasser les techniques d'évaluation disponibles jusque-là et pour connaître les capacités de chaque nouveau-né, tout en ayant une perspective générale sur leur santé (Brazellon, 1973).

Prémisses et description

L'échelle est basée sur différentes prémisses. Premièrement, les nouveau-nés, même ceux qui semblent vulnérables, sont hautement compétents dès leur naissance. Ils sont capables de réagir à leur environnement afin d'essayer de le maîtriser. Deuxièmement, les nouveau-nés communiquent par leurs comportements, qui sont une sorte de langage rationnel, même si cela ne semble pas évident. Non seulement les nouveau-nés réagissent à leur environnement, mais ils essaient aussi de le contrôler. Par exemple, le pleur est une bonne façon d'obtenir une réaction des parents. Troisièmement, les nouveau-nés sont des organismes sociaux, des individus avec des qualités uniques, prêts à transformer leur environnement ainsi qu'à être transformés par lui.

L'échelle du NBAS représente un guide qui peut aider les parents, les professionnels de la santé et les chercheurs à comprendre le langage des nouveau-nés à terme. Cette échelle prend en compte une grande gamme de comportements et est applicable depuis la naissance jusqu'à deux mois de vie. À la fin de l'évaluation, qui prend environ 45 à 60 minutes, l'observateur possède un portrait comportemental du nouveau-né. Ce portrait décrit les forces, les faiblesses ainsi que les réactions d'adaptation du nouveau-né. L'observateur peut aussi partager ce portrait avec les parents afin de développer des stratégies de soins appropriés qui aideront à établir une relation parents-enfant.

Voulant révéler tout ce que les nouveau-nés ont à nous dire, le NBAS a été mis au point pour évaluer 28 éléments reliés aux comportements sur une échelle de neuf points et 18 éléments reliés aux réflexes sur une échelle de quatre points. L'examen ne donne pas qu'un seul résultat, mais évalue les capacités du nouveau-né à effectuer diverses tâches développementales et décrit comment le nouveau-né intègre ces tâches dans son environnement.

Un nouveau-né doit faire face à un continuum de quatre tâches de développement qui sont vitales pour sa croissance. Ces tâches équivalent aux comportements dans les différents sous-systèmes mentionnés au chapitre précédent, soit la régulation de leur système autonome, leur système moteur, leur système des états de veille/sommeil et leur système d'attention/interaction. Le NBAS consiste donc en une fiche d'observation neuro-comportementale sur les capacités physiologique, moteur, d'état et sociale du nouveau-né.

Pour plus d'information sur cette échelle ainsi que sur la formation disponible, voir le site Internet dans la section Ressources en page 170.

L'évaluation des comportements du nouveau-né prématuré (Assessment of Preterm Infant Behavior - APIB)[2]

Historique

Au cours des années qui ont suivi l'avènement du NBAS, plusieurs chercheurs ont constaté que cette échelle était inefficace pour évaluer les comportements des nouveau-nés prématurés, qui ne sont pas les mêmes que ceux des nouveau-nés à terme, comme nous l'avons mentionné au chapitre précédent. En 1986, après ces constatations, le docteur Heidelise Als a adapté le NBAS, en collaboration avec le docteur Brazelton, pour répondre aux besoins des nouveau-nés prématurés. De ce fait, ils ont créé l'APIB. Cet outil est donc une extension et un raffinement du NBAS et il est à la base de l'évaluation comportementale individualisée formant les interventions de soins du développement que nous présenterons au chapitre suivant.

2. Als, 1986.

Description

Basé sur la théorie du développement de Als, présenté au chapitre 3, l'APIB utilise l'examen et la description des signes de stress ou d'adaptation du nouveau-né prématuré, ceci afin d'identifier des tâches facilement tolérées par ce dernier, celles qui sont stressantes pour lui et qui dépassent sa capacité d'autorégulation, ainsi que celles qui ne sont pas du tout appropriées pour lui. De ce fait, l'échelle nous permet de savoir quelles sont les situations que le nouveau-né prématuré peut affronter de lui-même et pour lesquelles il a besoin d'aide afin de maintenir son organisation. De plus, l'échelle permet de savoir à quel moment il est approprié ou non de faire certaines interventions. Cet aspect de la compréhension du langage du nouveau-né permet donc aux professionnels de la santé de minimiser le potentiel négatif de ses interventions et de maximiser celles qui sont souhaitables pour le nouveau-né prématuré. L'APIB permet de connaître l'individualité de chaque nouveau-né et de mettre au point un plan de soins individualisé, ce qui est à la base de toute intervention en soins du développement. De plus, l'échelle permet de promouvoir la relation parents-enfant, en permettant aux parents de mieux comprendre leur enfant .

De façon plus détaillée, l'APIB contient 285 éléments évalués sur une échelle de neuf points, qui sont résumés sur un score de 32 points organisés selon les différents sous-systèmes (Vergera, & Bigsby, 2003). Les résultats sont inscrits sur une fiche d'évaluation ou une feuille d'observation créée expressément pour les besoins de l'APIB. Son application prend environ une heure et demie, si elle est effectuée par un observateur expérimenté et bien formé.

Pour plus d'information sur les feuilles d'observation ou fiches d'évaluation de l'APIB et la formation requise pour son application, voir le site Internet dans la section portant sur les ressources (page 170).

CHAPITRE 6

Les soins du développement

Depuis plusieurs années, de nombreuses unités néonatales dans le monde ont adopté la philosophie des soins du développement, qui oriente le cadre physique et l'approche choisie pour la prestation des soins à la clientèle néonatale. Cependant, de nombreuses définitions des soins du développement existent actuellement dans la documentation scientifique. Celles-ci sont teintées de différentes interprétations et évoluent au fil du temps. Il en est de même pour les buts généraux et spécifiques des soins du développement, qui sont présentés à la suite des définitions.

Définitions

- Les soins du développement constituent une approche de soins individualisés, élaborée à la suite d'observations systématiques et d'évaluations formelles des comportements du nouveau-né prématuré (Als, 1986; 1998; Stevens et al, 1996).
- Les soins du développement constituent une approche qui voit les nouveau-nés comme des collaborateurs actifs dans leurs soins, déterminés à poursuivre leur trajectoire de développement dans une relation continue avec leur environnement et ceux qui les entourent (Als, 1996).

- Les soins du développement constituent une approche qui met l'accent sur l'évaluation des comportements du nouveau-né prématuré. En lien avec les comportements, des interactions appropriées et individualisées sont prodiguées afin d'améliorer de façon optimale le devenir neuro-comportemental de ce nouveau-né (Ausbaugh et al, 1999).
- Les soins du développement constituent une philosophie qui teinte l'élaboration et la direction des soins à prodiguer à un nouveau-né malade ou prématuré et à sa famille (Peters, 1999).
- Les soins du développement forment un ensemble hétérogène d'interventions destinées à réduire le stress du nouveau-né prématuré en unité de soins intensifs néonatals et à favoriser un développement comportemental harmonieux (Sizun et al, 2002).
- Les soins du développement constituent un processus en constante évolution où les interventions individualisées des professionnels de la santé sont adaptées aux besoins du développement du nouveau-né prématuré. (Aita & Snider, 2003).

Buts généraux et spécifiques des soins du développement

- Les soins du développement ont pour but de réduire les complications médicales et les perturbations du développement des nouveau-nés prématurés à haut risque, et de leur assurer un traitement plus humain. Voir le site suivant :

  www.ulb.ac.be/erasme/fr/services/medicaux/neonatalogie/premature.htm
- Les soins du développement représentent un complément utile qui renforce certains éléments de *L'initiative soins néonatals humains* (Kennel, 1999).
- Les soins du développement ont pour but d'assister le nouveau-né prématuré dans l'obtention du maximum de son potentiel physique, cognitif et comportemental. Ils ont quatre objectifs spécifiques, soit : 1) l'individualisation des soins en fonction des forces et faiblesses de

chaque nouveau-né et la planification de soins qui concordent avec ces derniers ; 2) la reconnaissance des facteurs qui exigent trop du nouveau-né et la réduction de ces facteurs en modifiant l'environnement et les soins ; 3) l'amélioration de la relation parents-enfant ; et 4) l'amélioration de la reconnaissance des signes de communication donnés par le nouveau-né, par les parents et les professionnels de la santé (deLestar & Lennox, 1995).

- Les soins du développement ont pour but de soutenir chaque nouveau-né de façon individuelle afin que, quelle que soit sa condition, il soit stable, bien organisé et compétent de façon optimale. L'expression physiologique et comportementale du nouveau-né est considérée comme le guide parfait pour déterminer les soins à lui donner, afin que les professionnels de la santé estiment avec justesse ses forces, ses vulnérabilités et ses capacités d'adaptation ou de désorganisation. Ainsi, les professionnels de la santé sont en mesure de reconnaître les stratégies du nouveau-né et les efforts qu'il déploie pour agir en partenariat avec lui et lui prodiguer des soins, en vue d'améliorer sa stabilité et ses compétences. La responsabilité du soignant consiste à maximiser les occasions d'améliorer les forces de l'enfant et de sa famille, ainsi qu'à réduire les stress provoqués par l'unité néonatale (Als, 1998).
- Les soins du développement visent à favoriser un environnement physique et psychologique qui réduira l'impact de l'unité néonatale sur le nouveau-né et sa famille. On utilise plusieurs objectifs spécifiques pour atteindre ce but ultime (Als, 1984a ; 1992).
  - La création d'un environnement structuré où l'intensité de la lumière et du son est diminuée.
  - La réduction des manipulations, un regroupement des soins, des temps de répit et l'utilisation d'une sucette d'amusement.
  - L'utilisation de bornes physiques par l'emmaillotement, l'utilisation de rouleaux et l'utilisation des mains afin de contenir le nouveau-né. Les limites ainsi créées aident le nouveau-né à trouver celles de son corps.

- Le bon positionnement par la flexion des extrémités, l'attraction main-bouche et le positionnement en décubitus dorsal, ventral et latéral avec l'utilisation de rouleaux ou d'outils de positionnement.

Interventions spécifiques selon les différentes sources de surstimulation

La documentation scientifique abonde en exemples d'interventions spécifiques qui visent à promouvoir le développement d'un nouveau-né malade ou prématuré séjournant dans une unité néonatale. De façon plus précise, nous avons consulté quatre principaux ouvrages[1] et de nombreux articles scientifiques afin d'établir une liste exhaustive d'interventions spécifiques visant à réduire les sept sources de surstimulation et la promotion des sens.

Avant de présenter les diverses interventions, il est à noter que les soins du développement ne sont pas un protocole à suivre à la lettre, mais plutôt des soins individualisés que l'infirmière, les autres professionnels de la santé ou les parents doivent adapter aux besoins d'un nouveau-né dans un contexte donné et à un moment donné. En effet, une intervention peut être appropriée pour un nouveau-né et pas pour un autre. De même, ce qui convient un jour peut s'avérer inadéquat le lendemain. *La clef de voûte de l'application des soins du développement réside dans la compréhension des réactions de stress et d'adaptation qui découlent des cinq sous-systèmes du développement du nouveau-né, comme il est mentionné dans les chapitres précédents.*

De plus, il est primordial de mettre en perspective l'âge gestationnel du nouveau-né afin d'être en mesure de comprendre pleinement l'impact de l'environnement de l'unité néonatale sur sa capacité à y faire face. Cela permet d'avoir

1. *Developmentally Supportive Care: Theory and Application* (Hiniker & Moreno, 1994).
Developmental Care of the Preterm Infant: A Concise Overview (Jorgenson, 1993).
Developmental Care of the Premature Baby (Young, 1996).
Your Premature Baby, the first five years (Bradford, 2003).

des attentes réalistes quant à ses capacités de réagir et, ainsi, de mieux adapter les soins à ses réactions comportementales. Par exemple, un nouveau-né de 26 semaines ne réagit pas du tout de la même manière à son environnement qu'un autre âgé de 36 semaines et qui est stable sur le plan médical. Le premier risque fort d'être occupé à maintenir une stabilité autonomique qui nécessitera une attention accrue en ce qui concerne son environnement afin de diminuer les différentes sources de surstimulation, alors que le deuxième cherchera davantage à augmenter son interaction avec les professionnels de la santé et ses parents, et ce, même s'il se trouve dans une unité néonatale de soins intermédiaires. De plus, selon Hiniker & Moreno (1994), devant une source de surstimulation, la réaction du nouveau-né peut différer puisque sa tolérance à ce stimulus est affectée par :

- l'agenda de développement en cours ;
- le processus de la maladie ;
- un stress récent.

Par conséquent, indépendamment de la définition et des buts qu'ils donnent aux soins du développement, la vaste majorité des auteurs scientifiques s'entendent sur l'implantation d'interventions reliées à chaque source de surstimulation et au bon positionnement. Nous les présenterons, chacune leur tour, en incluant les interventions de diminution de la surstimulation ainsi que celles qui sont liées à la promotion du sens associé.

Interventions visant la diminution de la surstimulation tactile et la promotion du sens du toucher

Diminution des sources de surstimulation tactile

- Durant les soins et les interventions qui demandent des manipulations du nouveau-né ou de son environnement, il est primordial de demeurer attentif et d'agir face aux signes de stress. Ainsi, s'il démontre de tels signes, il est essentiel d'arrêter les soins et de lui fournir une période de repos tout en le soutenant par des mesures de retour au calme (voir plus loin).

- Assurer le confort du nouveau-né avant, durant et après les interventions douloureuses ou traumatisantes. Selon Lutes (1993), le fait d'aider le nouveau-né à atteindre un certain calme avant une intervention augmente sa tolérance à celle-ci tout en l'aidant à retrouver son calme par la suite.
  - Avant de manipuler le nouveau-né, le réveiller tout doucement. Par exemple, déposer les mains sur son corps en lui parlant. De même, il est important de prendre le temps de lui dire qui entre en contact avec lui.
  - Offrir une sucette d'amusement durant et après les soins afin qu'il se réconforte en tétant.
  - Assurer un positionnement ou un emmaillotement confortable, selon les principes de la position fœtale (voir la section du positionnement).
  - Offrir la possibilité qu'il agrippe une petite serviette, un petit rouleau, une tubulure de soluté ou le doigt de quelqu'un de son entourage (voir photographie 7, page 68).
  - Durant les manipulations, lui expliquer ce qu'on lui fait et respecter ses signes de stress. Selon Hiniker & Moreno (1994), il faut parler doucement au nouveau-né, spécialement quand il est question de le toucher ou de le changer de position, afin qu'il associe le toucher à une stimulation vocale agréable.
  - Fournir une période de repos quand il démontre des signes de stress et appliquer les mesures de retour au calme décrites plus loin.
  - Rester au chevet du nouveau-né au moins deux à cinq minutes après toute intervention ou manipulation (Peters, 1992) en appliquant des mesures de retour au calme qui favorisent une meilleure transition. Plus le nouveau-né est immature, plus les signes de stress surviennent tardivement après les soins donnés.

Lors des interventions douloureuses, s'assurer que le nouveau-né reçoit une médication (analgésique) suffisante et qu'il ne souffre pas. Une solution de sucrose accompagnée d'une forme de succion non nutritive, comme la suce, le doigt de l'intervenant ou une partie du poing du nouveau-né représente une forme d'analgésie recommandée dans la littérature scientifique. Le sucrose est reconnu comme ayant un effet calmant et analgésique sur les nouveau-nés (Johnston et al, 1999). Ces effets sont reliés à deux procédés qui ont été clairement identifiés : premièrement, le goût de la solution semble calmer le nouveau-né dans les dix secondes qui suivent son administration (Johnston et al, 1999) ; deuxièmement, après son absorption, le sucrose provoque le relâchement d'endorphines analgésiques, dont l'effet maximal prend place deux minutes après son administration et peut durer jusqu'à sept minutes (Johnston et al, 1999). Sans pour autant éliminer de façon complète la douleur du nouveau-né, le sucrose l'aide à mieux tolérer cette dernière. Les effets positifs du sucrose sont les suivants : diminution du rythme cardiaque durant l'intervention, diminution de la durée des pleurs durant et après l'intervention et diminution du temps de récupération du rythme cardiaque et respiratoire après l'intervention (AAP, 2000 ; Stevens et al, 1999). De ce fait, le sucrose ne remplace pas le besoin en analgésiques (topique ou central), mais représente un bon complément à ces derniers.

Les doses requises et les protocoles d'administration varient, mais il a été démontré que l'administration de 2 ml de sucrose, deux minutes avant une intervention, a le plus d'efficacité chez un nouveau-né à terme (Johnston et al, 1999 ; Stevens et al, 1997). Pour les nouveau-nés prématurés, on recommande de diviser cette dose en trois ou plus et de la donner de façon répétitive à intervalles de deux minutes (Johnston et al, 1999 ; Stevens et al, 1997). Voici un exemple de procédure à suivre : 0,1 ml de solution de sucrose à 24 % à chaque deux minutes, trois fois par heure (q 2 min X 3, Q Hre).

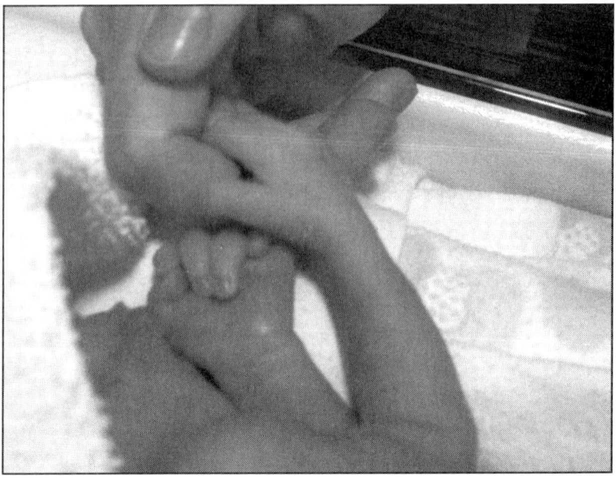

Photographie 9 – Mesure de confort : agripper le doigt de l'intervenant.

- Regrouper les soins et les interventions afin de diminuer le nombre de manipulations. De même, dans la mesure du possible, donner les soins durant les périodes d'éveil du nouveau-né.
- S'assurer que l'on a tout en main pour effectuer les soins nécessaires avant de déranger le nouveau-né.
- Promouvoir le sommeil du nouveau-né dans la mesure du possible, pour ne pas l'interrompre. Lefrak-Okikawa & Lund (1993) suggèrent d'instituer des heures de tranquillité et de repos pour le nouveau-né. À ce titre, on peut installer sur l'incubateur une petite affiche mentionnant « ne dérangez pas mon rêve », une bonne façon d'indiquer la marche à suivre aux personnes gravitant près de cet espace et de permettre ainsi au nouveau-né d'avoir des périodes ininterrompues de sommeil.
- Laisser fréquemment au nouveau-né des périodes de plus de 15 minutes où l'on ne fait aucune intervention, en plus de ses périodes de sommeil (Langer, 1990).
- Lors de sorties de l'incubateur ou de son petit lit, emmailloter le nouveau-né de façon à ce qu'il ait les mains libres ; il pourra ainsi agripper les doigts de la personne devant lui et porter ses mains à sa bouche, agripper sa couverture ou joindre ses mains (voir photographies 7, 9 et 10, pages 68, 84 et 85).

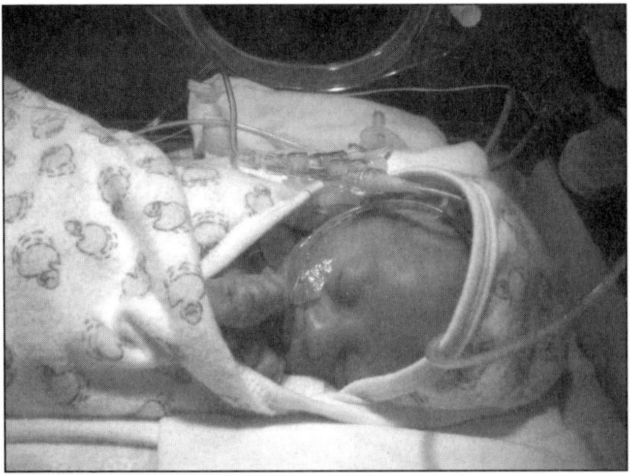

Photographie 10 – Emmaillotement avec main libre pour la promotion du regroupement main-bouche.

Communiquer aux autres professionnels de la santé œuvrant auprès du nouveau-né les stratégies qui ont été spécialement efficaces avec lui afin d'assurer des soins optimaux. Inscrire ces mêmes stratégies dans le dossier ou dans d'autres outils de travail, comme le Kardex. Ces stratégies devront être ré-évaluées régulièrement durant le séjour hospitalier du nouveau-né.

Interventions favorisant le retour au calme

Voici quelques interventions qui aident le nouveau-né à retrouver son calme, à réduire son agitation et à favoriser l'autorégulation de ses comportements (Young, 1996).

- Rassembler avec les mains les extrémités du nouveau-né dans une position fléchie. Certains nouveau-nés préfèrent avoir en même temps un appui sur la tête ; cela peut se faire en déposant globalement une main sur celle-ci. D'autres apprécient que leurs mains soient maintenues près de leur bouche ou de leur visage. De même, placés en position latérale, certains aiment avoir un appui sur la tête et un autre au niveau du sacrum, tandis que les membres inférieurs sont en flexion et en appui contre l'avant-bras de la personne qui l'assiste dans son retour au calme (voir photographies 11, 12, 13, pages 86 et 87). Ces interventions visent à reprendre les principes de la position fœtale et de voir ce que le nouveau-né apprécie. Il faut se rappeler que chaque nouveau-né réagit différemment et il faut savoir s'adapter à ses comportements et signaux corporels.

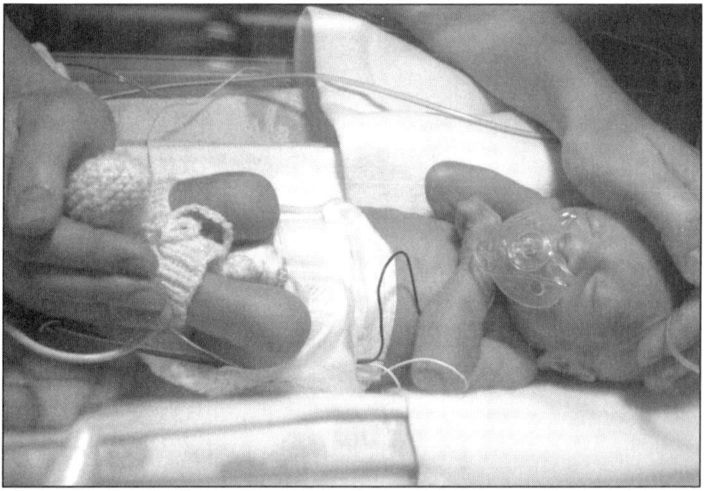

Photographie 11 – Encadrement du nouveau-né avec les mains de l'intervenant : tête et pieds.

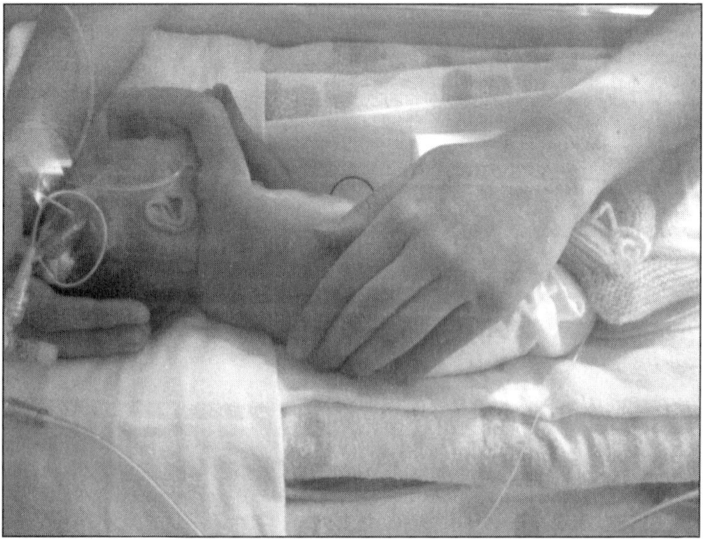

Photographie 12 – Encadrement du nouveau-né avec les mains de l'intervenant : tête et dos.

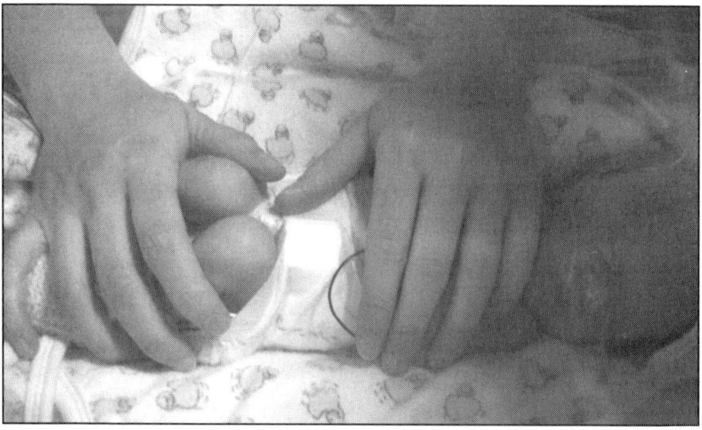

Photographie 13 – Encadrement du nouveau-né avec les mains de l'intervenant : mains, abdomen et jambes.

- L'utilisation de l'emmaillotement de la totalité ou de la moitié du corps du nouveau-né peut représenter une autre façon de faciliter son retour au calme. De même, certains nouveau-nés aiment que l'on dépose une débarbouillette ou une couverture douce sur leurs cheveux (voir photographie 14).

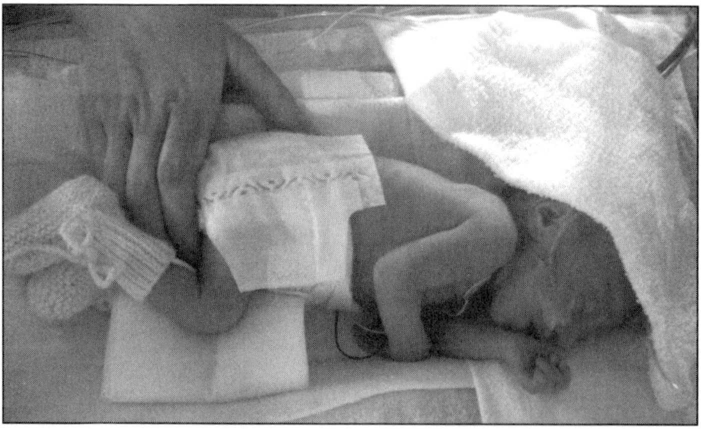

Photographie 14 – Dépôt d'une débarbouillette sur la tête du nouveau-né.

- Fournir au nouveau-né une petite serviette, un petit rouleau, une tubulure de soluté ou un autre objet auquel il peut s'agripper. Par exemple, les parents peuvent apporter de la maison des peluches douces, propres et en tissu lavable, de préférence avec de grandes oreilles ou de grandes queues que le nouveau-né peut serrer entre ses mains. Dans ce dernier exemple, s'assurer que cette pratique ne va pas à l'encontre des normes émises par le département des maladies infectieuses de l'établissement.

- Fournir une sucette d'amusement et la tenir en position si le nouveau-né la tolère (voir photographie 15).

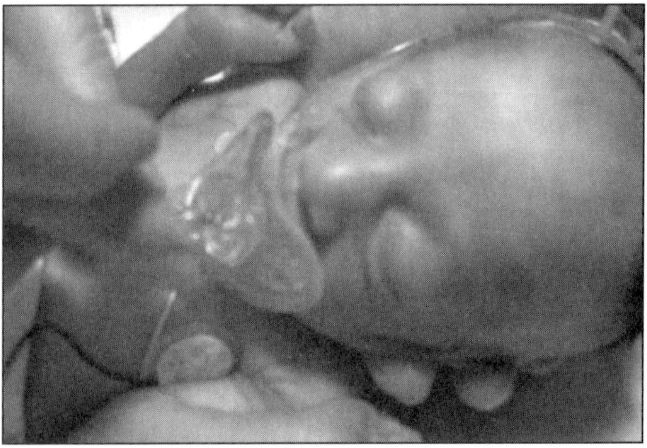

Photographie 15 – Maintien d'une sucette d'amusement en place pendant les interventions ou le gavage.

- Maintenir le support après la procédure ou l'intervention jusqu'à ce que le nouveau-né ait retrouvé son calme.
- Si son état le permet, bercer le nouveau-né en le prenant dans les mains en position fléchie (dans l'incubateur) ou dans les bras en position fléchie (voir photographie 16).

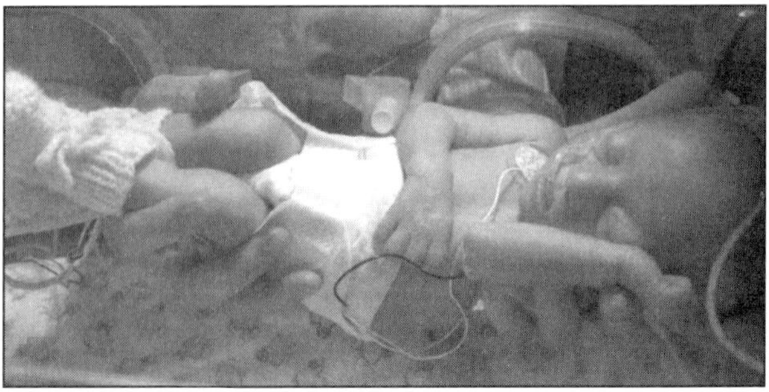

Photographie 16 – Mode de déplacement ou de retour au calme : bercer le nouveau-né en position fléchie entre les mains de l'intervenant.

- Après le retour au calme, retirer doucement les mains et s'assurer de l'application d'autres bornes physiques qui assurent une douce transition, comme des outils de positionnement, des rouleaux de serviettes, une couverture, des peluches propres et douces qui font office d'aide au positionnement (voir section positionnement).

Promotion du sens du toucher

Modes de toucher

- Avant de toucher un nouveau-né, de le déplacer ou de le manipuler, il est essentiel de faire certains gestes préparatoires afin que tout se passe dans des conditions optimales. Selon Thomas (2000), la prise de contact doit être progressive, débutant par la voix et le contact visuel pour le prévenir de notre présence.
- Avant d'entrer en contact avec le nouveau-né, on s'assure qu'il est réveillé et qu'il ne montre pas de signes de stress. Ce type de toucher sensoriel doit se faire d'une façon graduelle. Dans un premier temps, on établit un contact physique doux (par exemple, on dépose une main sur son corps). Le contact visuel et vocal avec le nouveau-né doit être maintenu en permanence durant le toucher sensoriel. Si le nouveau-né démontre des signes de stress, on arrête d'intervenir et on applique les recommandations citées précédemment pour le retour au calme.
- Lorsqu'on désire toucher le nouveau-né, on utilise le toucher global du corps. Il est conseillé d'utiliser la paume de la main plutôt que le bout des doigts. Cette logique découle du fait que le nouveau-né doit se sentir englobé par le toucher et non agacé par une stimulation tactile à un endroit précis de son corps. Une stimulation tactile du bout des doigts est diamétralement opposée à celle que lui procuraient le liquide amniotique et la barrière utérine. Une autre façon de toucher le nouveau-né consiste à l'entourer avec un bras qui fait office de barrière utérine et de déposer l'autre main sur son corps. Les mains ainsi positionnées rappellent le contact du fœtus avec la paroi utérine, assurant les fonctions d'enveloppe et de maintien (Thomas,

1989). Cette information doit être communiquée aux parents lorsque ceux-ci désirent toucher leur enfant.

- Lorsque que l'état du nouveau-né le permet, on l'habille afin de lui fournir un stimulus tactile positif. Ces bornes physiques lui offrent un sentiment de sécurité et lui permettent de trouver les limites de son corps. À ce sujet, il est bon d'inviter la famille à fournir un petit chandail, une robe ou même une grande chaussette.
- Lorsque l'état du nouveau-né est stable et qu'il est éveillé, on favorise le sens du toucher avec différentes textures comme du coton doux, de la ouate ou de la peluche pour offrir une variété d'agréables stimulations tactiles.
- On peut aussi utiliser différentes techniques de massage[2] quand le nouveau-né le tolère bien. Cependant, certains principes sont à respecter par la personne qui effectue le massage. À ce sujet, voir la section Ressources, page 174.

Modes de déplacement

Manipuler doucement le nouveau-né afin d'éviter les brusques changements de position (Lawhon & Melzar, 1988). La règle d'or consiste à le déplacer selon les principes de la position fœtale, afin d'éviter une désorganisation et l'expression de signes de stress (voir photographies 3, 4, 5 et 6, pages 65. 66 et 67). Ainsi, les membres du nouveau-né sont regroupés et sa nuque est soutenue (voir les modes de portage, page 91).

Éviter de soulever le nouveau-né sans respecter les principes de regroupement de la position fœtale, car cet état favorise chez lui la possibilité d'un mouvement d'ouverture de son corps et engendre, par le fait même, une désorganisation et une déstabilisation (voir photographie 17, page 91).

Lors du passage d'une posture à une autre, il est important de privilégier les mouvements d'enroulement. Ainsi, selon Thomas (2000), ce passage se fait par les mouvements d'enroulement et le transport du poids du corps d'un point

2. www.pediatres.online.fr/nouveaune.htm#massages; www.topsante.fr/topsante/forme/chapitre.htm?rub=dou&id=5256&did=1338&titre=vivre; http://ca.pampers.com/fr_CA/content/type/118/contentId/13735.do)

d'appui à l'autre. L'enroulement se réalise grâce à une suite coordonnée de séquences motrices qui rassemblent les parties du corps. De même, plus le nouveau-né est petit, plus les gestes sont lents, s'adaptant à la dynamique motrice et relationnelle (Thomas, 2000).

Selon Thomas (2000), lorsqu'on dépose le nouveau-né, l'accompagnement se fait jusqu'au bout en se retirant progressivement, de telle sorte que le nouveau-né sente toujours le contact, soit avec les mains de l'adulte soit avec le plan du lit. Le nouveau-né sera davantage détendu et pourra ainsi mieux s'endormir.

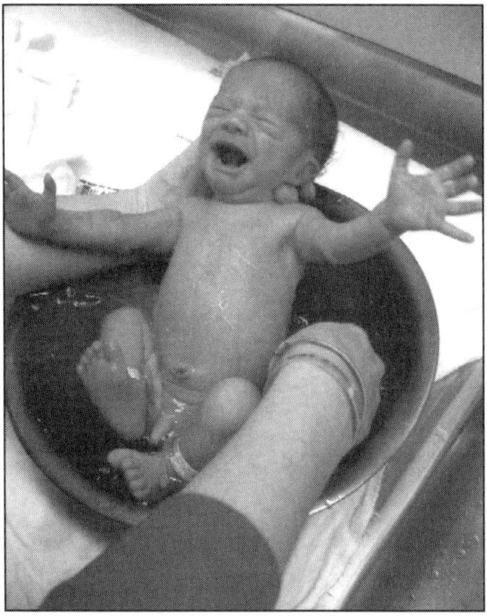

Photographie 17 – Exemple d'un signe de stress (désorganisation) lors d'un bain ordinaire.

Modes de portage

- Lorsque l'état du nouveau-né est jugé stable, il est important que les parents puissent le prendre. Ces moments privilégiés forgent les liens affectifs et relationnels. De même, selon Thomas (2000), ils favorisent la dynamique de l'attachement et la capacité d'empathie. Cet auteur mentionne aussi que deux notions essentielles se dégagent dans les modes de portage: la notion de sécurité et la notion d'enroulement.

- Dans un premier temps, le nouveau-né doit se sentir en sécurité entre les mains de la personne qui le manipule. Les mains doivent soutenir en tout temps la base du nouveau-né, c'est-à-dire sa colonne vertébrale. Ainsi, une première main doit être déposée sous les fesses du nouveau-né, alors que l'autre est sous la nuque. Ainsi soutenue en deux points (tête-fesses), la colonne vertébrale peut se redresser, ce qui favorise la perception de l'axe corporel (Thomas, 2000). Il est important de mentionner aux parents que de tenir la nuque aura pour effet d'augmenter l'état de vigilance du nouveau-né, puisqu'il peut ainsi se dégager de sa motricité réflexe.
- Le deuxième principe à respecter, lors du portage du nouveau-né, c'est d'assurer un mouvement d'*enroulement*. Comme on l'a vu précédemment, cet enroulement doit également contribuer au sentiment de sécurité grâce aux mains de l'adulte qui manipule le nouveau-né.

• On utilise souvent la position demi-assise et la position du bouddha pour prendre le nouveau-né, car elles permettent un relâchement musculaire global et une attention soutenue de ce dernier (Thomas, 2000).

Bain emmailloté : les étapes à suivre

• Le bain doit s'effectuer dans une ambiance calme. Éviter les sources de surstimulation et les endroits propices aux courants d'air. S'assurer que la température de la pièce est adéquate (environ 22 °C).

• Remplir le bain avec de l'eau tiède jusqu'à la ligne d'indication du niveau d'eau (la température recommandée est de 37,5 ° C). Cette recommandation doit être observée si l'on utilise une baignoire spécialement conçue à cet effet et qui est vendue par certaines compagnies spécialisées. Cependant, le bain emmailloté peut être effectué avec un autre type de baignoire pour bébé. Dans ce cas, remplir le bain pour le nouveau-né afin qu'il ait le corps complètement submergé à l'exception du haut des épaules et de la tête. L'utilisation d'un support pour le bain peut s'avérer très utile pour conserver une position inclinée. S'assurer d'avoir les articles suivants avant que le bain débute (couverture pour emmailloter, suce d'amusement, savon ou lotion nettoyante, shampooing, linge doux pour laver et, idéalement, couverture ou serviette chaude.

- Dévêtir complètement le nouveau-né. Enlever les différents fils des appareils et moniteurs.
- Utiliser une couverture ou un linge pour emmailloter le nouveau-né (quand il est emmailloté, ses mains sont près du visage et ses jambes, repliées sur le tronc).
- Placer le nouveau-né ainsi emmailloté dans le bain afin que l'eau soit juste sous ses épaules. Soutenir le dos de l'enfant avec une main afin de lui procurer un sentiment de sécurité. Cette précaution doit également être observée même si on utilise un support pour le bain.
- Utiliser un linge doux mouillé, sans savon, afin de nettoyer son visage et ses oreilles. Quand la figure et les oreilles sont lavées, assécher doucement avec une serviette ou une débarbouillette.
- Ajouter le savon ou la lotion nettoyante, et laver la région du cou tout en gardant le nouveau-né emmailloté.
- Doucement, découvrir une partie du corps à la fois et la laver. Ré-emmailloter chaque partie après l'avoir lavée.
- Pour laver le dos, garder le nouveau-né dans l'eau et le tourner légèrement sur le côté.
- Pour les nouveau-nés garçons, laver le pourtour du pénis et du scrotum.
- Pour les nouveau-nés filles, laver les parties génitales de l'avant vers l'arrière.
- Terminer le bain avec un shampoing, si nécessaire. Garder le nouveau-né emmailloté, utiliser un linge doux pour le nettoyage et rincer avec de l'eau propre.
- Placer la couverture (chaude idéalement) sur votre thorax, dans le lit ou sur une surface plane.
- Doucement, enlever le linge d'emmaillotement et sortir le nouveau-né de la baignoire afin de le couvrir et de l'envelopper dans une serviette ou une couverture. Le garder dans une position fléchie en le sortant du bain.

Emmailloter le nouveau-né avec la nouvelle couverture et recouvrir sa tête afin d'éviter les pertes de chaleur.
- Assécher le nouveau-né, l'habiller et mettre sa couche.
- Réconforter le nouveau-né si nécessaire.

Méthode kangourou

La méthode kangourou est une méthode de contact peau-à-peau privilégiée entre le nouveau-né et ses parents et qui fait partie intégrante de la philosophie des soins du développement.

AVANTAGES

Bien que cette méthode semble prometteuse pour le bien-être des nouveau-nés prématurés et qu'elle soit pratiquée depuis des décennies à Bogota en Colombie, on a effectué peu de recherches à ce sujet. Néanmoins, la méthode kangourou semble avoir des effets positifs sur divers aspects (Bauer et al, 1997 ; Kenner & McGrath, 2004 ; Ludington-Hoe et al, 2003 ; NANN, 2000a). En voici quelques-uns :

- La capacité d'interaction du nouveau-né prématuré et une meilleure transition entre les états de veille et de sommeil.
- La diminution du stress et l'augmentation des périodes de sommeil et de leur qualité.
- La diminution des besoins en oxygène pendant la période de kangourou.
- La promotion de l'allaitement fréquent et presque exclusif.
- L'augmentation des quantités et le succès de l'alimentation orale.
- L'amélioration du gain de poids.
- La diminution de la douleur reliée à une intervention comme la prise de sang sur les talons (Johnston et al, 1999).
- La diminution de la durée de l'hospitalisation ou l'obtention d'un congé précoce.
- La qualité de l'interaction mère-enfant pendant l'hospitalisation et qui persiste jusqu'à six mois d'âge corrigé.
- La réponse parentale à trois et six mois d'âge corrigé en réponse aux comportements de l'enfant.

- L'amélioration du développement de l'enfant sur l'échelle de Bailey à six mois d'âge corrigé.

Critères d'exclusion

Certains critères d'exclusion à la méthode kangourou ont été identifiés par Ludington-Hoe et al, (2003) et par le NANN (2000a). Selon ces auteurs, les nouveau-nés malade ou prématurés qui répondrent aux critères d'exclusion suivants ne peuvent bénéficier de la méthode kangourou :

- Ceux qui nécessitent un taux d'humidité supplémentaire.
- Ceux qui nécessitent une ventilation de type haute-fréquence.
- Ceux qui ont des drains thoraciques.
- Ceux qui ont un diagnostic de persistance de la circulation fœtale.
- Ceux qui reçoivent des agents paralytiques, comme le curare.
- Ceux qui reçoivent de fortes doses de sédation ou de vasopresseurs.
- Ceux qui ont des lignes centrales fémorales ou artérielles.
- Ceux qui ont des cathéters ombilicaux veineux ou artériels.
- Ceux qui nécessitent des mesures préventives d'isolation.
- Ceux qui on une entérocolite nécrosante, des plaies abdominales ou de la distension abdominale.
- Ceux qui ont un gastrochisis ou un omphalocèle non corrigé.

Il est important de mentionner que ces critères représentent des balises pour la pratique de la méthode kangourou et qu'il faut toujours tenir compte de la procédure en cours dans les différentes unités néonatales qui pratiquent ce type de contact.

Procédure

Afin d'assurer le bon déroulement de ce contact privilégié, les étapes suivantes suivant doivent être respectées.

- Cinq minutes avant de commencer la méthode kangourou, placer dans l'incubateur la couverture et le bonnet qui recouvriront le nouveau-né. S'il est dans un petit lit, la couverture et le bonnet peuvent être préalablement réchauffés dans un réchaud prévu à cet effet.

- Le parent doit se laver les mains et s'assurer que sa peau est propre et non parfumée et ce, principalement au niveau du thorax.
- Dans un deuxième temps, le parent doit dénuder sa poitrine et revêtir une blouse d'hôpital. Cependant, dans certains centres hospitaliers, le parent peut garder ses vêtements qui recouvrent le haut de son corps si ceux-ci présentent une ouverture en avant. Le parent ne doit dénuder sa poitrine qu'au moment où le nouveau-né est placé contre lui. Il est important de mentionner que la mère doit enlever son soutien-gorge et que le parent doit enlever tous ses bijoux afin de favoriser un contact optimal et éviter les blessures qui pourraient se faire sur la peau fragile du nouveau-né prématuré. De façon spécifique pour les pères, il n'est pas recommandé de se raser les poils du thorax. Au contraire, certains nouveau-nés vont en profiter pour s'y agripper afin de se sécuriser. (voir photographie 18, page 97).
- Quant au nouveau-né, il doit porter un bonnet de coton ou de lainage afin d'éviter une déplétion de chaleur par la tête et être seulement vêtu d'une couche.
- On doit déplacer le nouveau-né selon les principes de portage et respecter les principes de la position fœtale. Certains établissements de santé insistent pour que ce geste soit fait par un membre de l'équipe soignante, tandis que d'autres permettent aux parents de le faire. Dans le cas où un nouveau-né sous ventilation mécanique est éligible à la méthode kangourou, il faut s'assurer de la stabilisation du tube endotrachéal. De même, la manipulation des différents tubes du respirateur nécessite l'intervention de l'infirmière en place.
- Le parent doit s'asseoir confortablement dans un fauteuil ou une chaise berçante. Cependant, on recommande une position inclinée à 60 degrés afin que le nouveau-né soit bien lové dans sa position. (voir photographie 19, page 98).

- Afin de faciliter la respiration du nouveau-né, on doit placer sa tête sur le côté et la pencher légèrement vers l'avant ou dans une position neutre. De même, ses membres sont placés en légère flexion, le plus près possible de la ligne médiane de son corps. On favorise également le mouvement main-bouche. Tous ces principes rappellent ceux de la position fœtale.
- Le parent recouvre le nouveau-né de la couverture chaude, puis de la jaquette d'hôpital ou de ses vêtements.
- On mentionne aux parents de profiter de ce moment précieux et privilégié avec leur nouveau-né pour lui chuchoter des mots doux, le bercer et le caresser. On doit vérifier la tolérance du nouveau-né à ces stimulations multisensorielles.
- On doit prévoir un environnement calme durant les interventions de la méthode kangourou.

Enfin, il est important de mentionner que la méthode kangourou représente un moment privilégié pour initier l'allaitement maternel. Placé dans cette position, le nouveau-né sent et reconnaît l'odeur du lait de sa mère. De même, ce type de contact peau-à-peau assure une proximité mère-enfant qui favorise la sécrétion lactée. Dans cette même optique, l'après kangourou est un moment favorable pour l'extraction du lait maternel et les premières mises au sein.

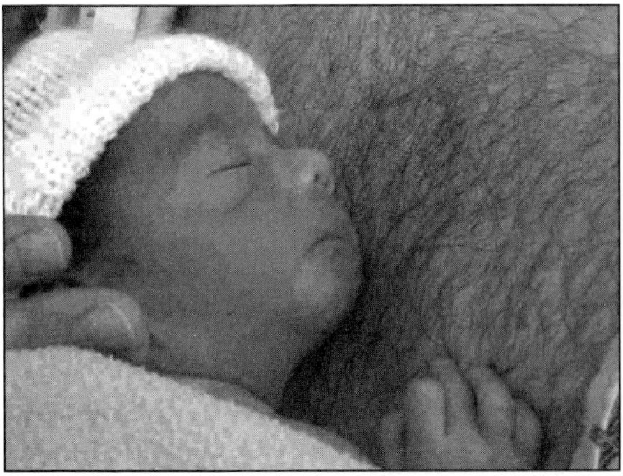

Photographie 18 – Exemple de la méthode kangourou avec papa et un nouveau-né prématuré qui agrippe les poils.

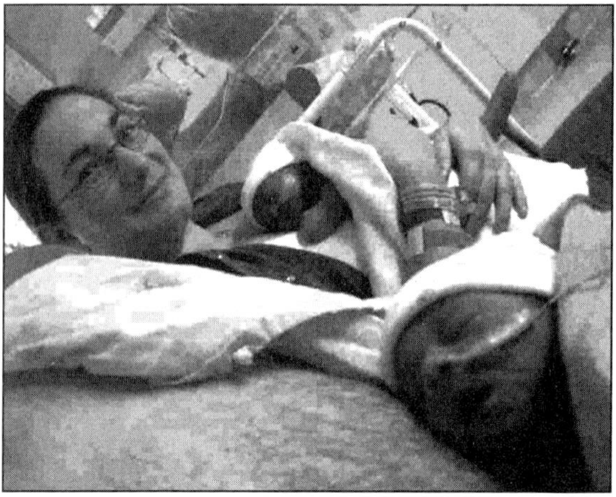

Photographie 19 – Exemple de la méthode kangourou avec maman, papa et deux nouveau-nés prématurés.

Interventions visant la promotion du sens du mouvement

Comme nous l'avons mentionné au chapitre 2, le sens vestibulaire se développe en apesanteur dans l'utérus, stimulé par les oscillations du liquide amniotique ainsi que les mouvements de la mère et du fœtus. Ainsi, le développement optimal de la fonction vestibulaire est intrinsèque à la vie intra-utérine. L'unité néonatale ne peut reproduire cette expérience gravitationnelle vécue par le fœtus. Cependant, lorsque le nouveau-né se retrouve dans un état de pesanteur inhérent à la vie extra-utérine, le mouvement peut stimuler la maturation de la fonction vestibulaire. Force est de constater qu'un nouveau-né qui passe presque la totalité de ses journées couché dans un incubateur ou dans un lit ne reçoit pas de stimulations de ce sens, ou si peu. Ainsi, il est très rare de surstimuler la fonction vestibulaire qui émerge pourtant très tôt dans la vie fœtale et qui pourrait être stimulée de façon positive. Cependant, quelques interventions peuvent être faites pour pallier à cette situation.

Promotion du sens du mouvement

- Lorsque le nouveau-né est dans un incubateur et qu'il est stable, on peut lui faire faire de légers mouvements de roulade sur le matelas. Tout en gardant la paume d'une main sous ses fesses et l'autre paume sous sa nuque, on effectue de légères roulades de gauche à droite et on maintient le nouveau-né en position fœtale. On cesse tout mouvement s'il y a la moindre manifestation de signes de stress.
- Lorsque le nouveau-né est dans un incubateur et qu'il est stable, une légère rotation des hanches peut le calmer s'il est agité. Pour ce faire, on tient le nouveau-né à la verticale en soutenant d'une main le dos et la nuque, et les fesses de l'autre main. Avec cette main placée sous son siège, on effectue des mouvements de rotation du bassin de droite à gauche et de gauche à droite.
- Lorsque le nouveau-né est dans un incubateur et qu'il est stable, on peut le bercer doucement suspendu dans les airs tout en le maintenant en position fœtale avec une main sous sa nuque et l'autre sous ses fesses.
- Lorsque l'état du nouveau-né est stable et qu'il n'est plus en incubateur, on peut le bercer en dehors des périodes de repos. S'il est agité, s'il pleure ou s'il est incapable de trouver le sommeil, on peut le bercer pour lui apporter un réconfort et même l'endormir. On invite les parents à participer à ce doux moment de partage. Si le nouveau-né le tolère, on ajoute une stimulation auditive (chanson, fredonnement ou musique) ou tactile (doux massage, effleurements). Il est à noter que plus le nouveau-né est mature, plus il tolère des stimulations simultanées, alors que pour un nouveau-né plus immature, le bercement est suffisant.
- Lorsque que l'état du nouveau-né est stable et qu'il n'est plus en incubateur, on peut le promener dans une position verticale. Les déplacements requis pour ses soins peuvent devenir une occasion de le promener.

Interventions visant la diminution de la surstimulation olfactive et la promotion du sens de l'odorat

Diminution des sources de surstimulation olfactive

- Ouvrir les tampons d'alcool ou de chlorexhidine alcoolisée et autres solutions désinfectantes hors de l'incubateur afin de réduire l'exposition du nouveau-né à des odeurs désagréables (Graven et al, 1992).
- Lors de techniques demandant une désinfection de la peau, enlever tout tampon imbibé de solutions désinfectantes de l'incubateur immédiatement après l'utilisation (Hiniker & Moreno, 1994).
- Limiter autant que possible l'utilisation des articles de toilette qui peuvent dégager de fortes odeurs (eau de Cologne, vaporisateur à cheveux, etc.) (Hiniker & Moreno, 1994).

Promotion du sens de l'odorat

- Un tampon légèrement imbibé du lait de la mère placé à l'intérieur de l'incubateur lors des périodes d'alimentation ou d'éveil peut fournir un stimulus olfactif positif (Lott, 1989).
- Favoriser la méthode kangourou lorsque l'état du nouveau-né le permet puisque le nouveau-né a ainsi l'occasion de sentir l'odeur de la peau de son père ou de sa mère. Lorsque le contact peau-à-peau est effectué avec cette dernière, le nouveau-né peut également sentir l'odeur du lait maternel.
- Un mouchoir ou un foulard imprégné de l'odeur corporelle de papa ou maman peut aider le nouveau-né à retrouver une odeur familière. Pour ce faire, on recommande à un parent de dormir une nuit avec un foulard afin qu'il y ait un contact prolongé avec sa peau. Par la suite, il suffit de placer le foulard dans un petit sac en plastique à glissière et de l'apporter au chevet de leur enfant. Ce foulard pourra avoir plusieurs utilités. En effet, on peut le placer près de la tête du nouveau-né pour créer une stimulation olfactive positive et sécurisante. De même, il peut être utilisé comme objet d'agrippement ou servir pour un emmaillotement partiel.

Interventions visant la diminution de la surstimulation gustative et la promotion du sens du goût

Diminution des sources de surstimulation gustative

- Minimiser les interventions qui ont pour effet de surstimuler négativement la région de la bouche. Ainsi, dans la mesure du possible, limiter les succions buccales et les insertions répétées des tubes de gavage (Hiniker & Moreno, 1994).
- Selon les interventions qui ont cours dans l'unité, envisager de garder à demeure le tube de gavage pour l'alimentation entérale.
- On doit porter une attention particulière lors du retrait du ruban adhésif ou d'autres équipements nécessaires au maintien du tube endotrachéal, du tube nasal, des lunettes nasales, du tube de gavage ou des autres situés près de la bouche, sous le nez et sur les joues. Ceux-ci doivent être retirés doucement, afin d'éviter au nouveau-né un stress inutile.

Promotion du sens du goût

- Faire régulièrement une toilette buccale aux nouveau-nés à la diète absolue et à ceux qui sont intubés (Hiniker & Moreno, 1994).
- Afin de promouvoir la succion non nutritive, fournir au nouveau-né une sucette d'amusement lors du gavage (voir photographie 15, page 88).
- Lorsque le nouveau-né est éveillé, lui offrir une stimulation orale, favorisant une succion non nutritive qui sera source de plaisir et de réconfort. Par exemple, lui offrir une sucette d'amusement, un tampon imbibé d'eau ou un tampon imbibé du lait de la mère (Hiniker & Moreno, 1994). Arrêter toute forme de stimulation orale si le nouveau-né démontre des signes de stress.
- Dès que l'état du nouveau-né le permet et que le réflexe de succion est présent, favoriser la mise au sein. Si ce réflexe n'est pas présent, le bébé peut quand même être placé contre le sein de sa mère, ce qui aura pour effet de préparer l'allaitement.
- Lors des premières tétées au sein ou au biberon, favoriser l'emmaillotement et le positionnement selon les

principes de la position fœtale afin d'optimiser le sentiment de sécurité du nouveau-né. De même, minimiser toute autre source de surstimulation environnante afin qu'il se concentre pour téter, déglutir et respirer en même temps. Expliquer aux parents que, dans un premier temps, le fait de parler à leur enfant et de le caresser est temporairement une source de surstimulation. Au fil des jours, ces stimulations simultanées seront mieux tolérées.

Interventions visant la diminution de la surstimulation auditive et la promotion du sens de l'ouïe

Diminution des sources de surstimulation auditive

- Diminuer le bruit ambiant afin d'obtenir un niveau sonore acceptable et conforme aux recommandations ayant cours dans les unités néonatales. Ainsi, il est nécessaire de diminuer l'intensité des conversations, d'éliminer les cris et les communications dans l'unité (Lefrak-Okikawa & Lund, 1993). Le niveau sonore à l'intérieur des installations des unités néonatales doit toujours être inférieur à l'intervalle de 65-79 décibels. Néanmoins, il vaut mieux le garder en tout temps sous la barre des 50 dB (AAP, 1997; AEPA, 1974; CPS, 1995; CSC, 1999; INC, 1977; WHO, 1966; 1980). De plus, comme nous l'avons mentionné au chapitre 2, certaines associations suggèrent de distinguer les niveaux de bruit jour/nuit afin de promouvoir le rythme circadien.
- Mesurer l'intensité du bruit dans l'unité néonatale pour sensibiliser les professionnels de la santé (Lefrak-Okikawa & Lund, 1993). De plus, la Société canadienne de pédiatrie (CPS, 1995) recommande que chaque unité néonatale procède à une vérification annuelle de l'intensité des bruits ambiants durant au moins 24 heures, et plus souvent en cas de changements des niveaux de bruits ambiants ou de l'aménagement physique des lieux. Dans certaines unités néonatales, des voyants lumineux placés à différents endroits au plafond de l'unité s'allument lorsque le niveau sonore acceptable est dépassé, ce qui aide à se conformer aux normes d'intensité du bruit.

- Toujours selon ces auteurs (CPS, 1995), même si le niveau de bruit ambiant doit être modéré, il ne faut pas interdire les sons potentiellement bénéfiques, comme la voix des parents.
- Parler doucement au nouveau-né avant, pendant et après les soins donnés et selon sa tolérance (toujours se baser sur les signaux corporels émanant des différents sous-systèmes).
- Répondre promptement aux alarmes des moniteurs. De façon plus efficace, anticiper les alarmes, dans la mesure du possible, et les mettre temporairement en mode silence avant qu'elles sonnent (Hiniker & Moreno, 1994). Idéalement, les alarmes sonores devraient être remplacées par des alarmes visuelles.
- Ouvrir et fermer doucement les portes de l'incubateur (Hiniker & Moreno, 1994; Nargoski Saunders, 1995).
- Éteindre la radio, diminuer le niveau de la sonnerie du téléphone.
- Éviter les systèmes centraux de communication et autres systèmes centraux de signalisation vocale (Lefrak-Okikawa & Lund, 1993).
- Vérifier régulièrement s'il y a présence d'eau ou de condensation dans les tubes du respirateur et les vider, au besoin (Nargoski Saunders, 1995).
- Garder les tubes de succion à l'extérieur de l'incubateur et les clamper, si possible (Nargoski Saunders, 1995).
- Ne pas écrire, frapper ou déposer quoi que ce soit sur l'incubateur (Nargoski Saunders, 1995). Le bannir comme plan de travail.
- Utiliser une couverture pour couvrir l'incubateur; elle aura un effet tampon sur les bruits ambiants (Nargoski Saunders, 1995) (voir photographies 20, 21, 22, pages 106 et 107).
- Mentionner aux gens présents dans l'unité néonatale que leur téléavertisseur doit être en mode vibration et non en mode sonore.
- Utiliser des bouchons ou couvre-oreilles adaptés aux nouveau-nés, le cas échéant (Byers, 2003; Zwick, 1993). Ainsi, lorsque le niveau sonore dépasse les normes

habituelles (lors du transport en hélicoptère ou en ambulance, lors des soins donnés sur une table chauffante, etc.), on doit recourir à des méthodes de sécurité efficaces pour protéger les oreilles des nouveau-nés.

- Dès que l'état du nouveau-né est stabilisé, le transférer d'une table chauffante à un incubateur.
- Éloigner des incubateurs les poubelles et les objets bruyants.
- Le matériel nécessaire aux soins doit être préparé loin du chevet du nouveau-né.
- Diminuer les déplacements et le nombre de personnes circulant dans l'unité (Blackburn & VandenBerg, 1993). Si possible, effectuer les tournées médicales et infirmières et tenir les conversations loin du chevet des nouveau-nés. Idéalement, ces informations pourraient être transmises à l'extérieur des aires de soins.

Promotion du sens de l'ouïe

- Lors des périodes d'éveil, parler doucement au nouveau-né. Inviter les parents à parler, à chanter des chansons douces et à fredonner des airs apaisants. Cesser les stimulations lorsqu'il démontre des signes de stress. Les stimulations peuvent être faites par les hublots de l'incubateur ou lorsque le nouveau-né est dans un lit. De même, on peut les faire à n'importe quel moment de la journée s'il est éveillé, attentif et ne démontre pas de signes de surstimulation.
- Faire jouer au nouveau-né éveillé de la musique douce ou des enregistrements audio de conversations des membres de la famille, selon sa tolérance. Si une boîte à musique ou un lecteur audio est placé dans l'incubateur, il peut être nécessaire de le recouvrir avec une serviette pour en diminuer l'intensité sonore. Les signaux corporels du nouveau-né démontreront si celui-ci tolère la stimulation.
- Avec les mêmes précautions, utiliser des jouets durant les périodes d'éveil, comme des hochets ou autres jouets musicaux.

Interventions visant la diminution de la surstimulation visuelle et la promotion du sens de la vision

Diminution des sources de surstimulation visuelle

- On doit surveiller l'intensité de l'éclairage ambiant dans les unités néonatales pour assurer sa conformité aux normes actuelles recommandées en milieu de travail. Selon la Société canadienne de pédiatrie (CPS, 1995), les normes devant être respectées se situent entre 540 et 650 lux.
- Diminuer l'intensité de la lumière, dans la mesure du possible, tout en maintenant un niveau sécuritaire pour une observation clinique rigoureuse. Il faut établir l'intensité minimale d'éclairage qui permet au personnel de l'unité néonatale de s'acquitter de ses tâches efficacement et en toute sécurité (CPS, 1995).
- Utiliser, dans la mesure du possible, une source d'éclairage individualisée pour chaque nouveau-né dans l'unité néonatale (CPS, 1995; Lefrak- Okikawa & Lund, 1993) au lieu d'un éclairage plafonnier général.
- N'allumer les néons ou plafonniers que si cela est nécessaire. Idéalement, les néons devraient être remplacés par des lumières avec gradateurs.
- Promouvoir le cycle circadien tout en respectant les normes établies : réduire davantage l'intensité de la lumière la nuit, comparativement à celle du jour. L'intensité de l'éclairage ambiant dans l'unité néonatale doit permettre au nouveau-né de distinguer le jour de la nuit, surtout lorsque son congé de l'hôpital approche (CPS, 1995).
- Fermer les toiles ou pare-soleil, particulièrement lors de journées très ensoleillées.
- Effectuer un changement d'éclairage de façon graduelle.
- Assombrir l'incubateur ou la tête de lit à l'aide d'une couverture ou d'une housse spéciale qui recouvre complètement ou partiellement le nouveau-né, d'une façon appropriée (voir photographies 20, 21, 22, pages 106 et 107).

- On doit choisir la portion de l'incubateur ou du lit à recouvrir en fonction de l'état médical du nouveau-né et du jugement clinique du professionnel de la santé.
- Quand le congé approche, on peut remplacer la couverture ou la housse par un drap léger puis, graduellement, l'enlever complètement. Cela doit être fait en préservant une différence entre le jour et la nuit, afin que le nouveau-né soit capable d'organiser son sommeil.

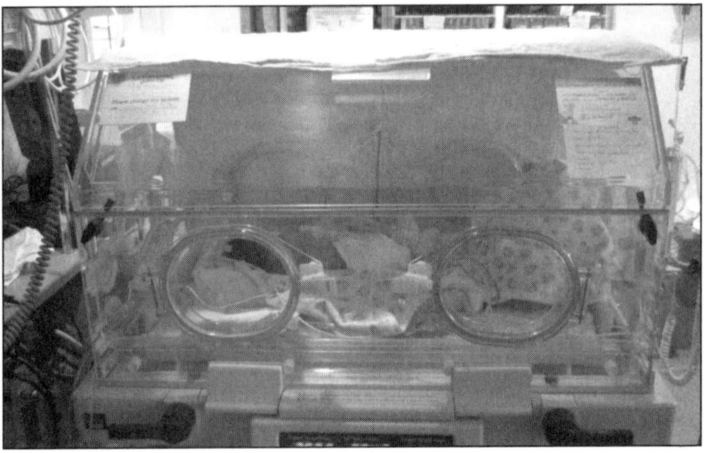

Photographie 20 – Recouvrement partiel de l'incubateur avec une couverture.

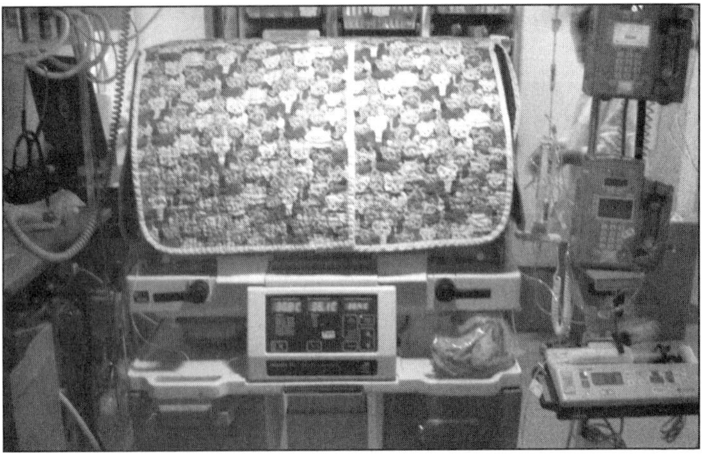

Photographie 21 – Recouvrement complet de l'incubateur avec une housse.

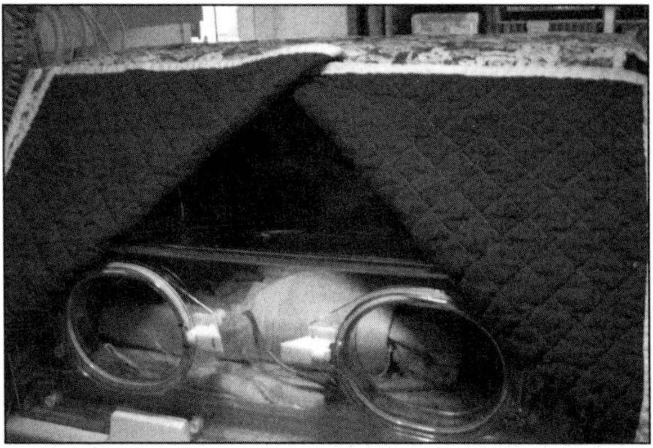

Photographie 22 – Recouvrement partiel de l'incubateur avec une housse.

- Protéger les yeux du nouveau-né durant les interventions comme l'insertion d'un cathéter veineux, les prélèvements sanguins ou toutes autres interventions qui demandent un éclairage soutenu (Graven et al, 1992). À cet effet, une tierce personne peut cacher avec ses mains les yeux du nouveau-né. De même, l'utilisation d'une couverture, d'une débarbouillette ou d'un masque /lunettes de protection faciale peut également représenter une alternative pour diminuer l'exposition à la lumière directe (voir photographies 23, 24, 25, pages 107 et 108).

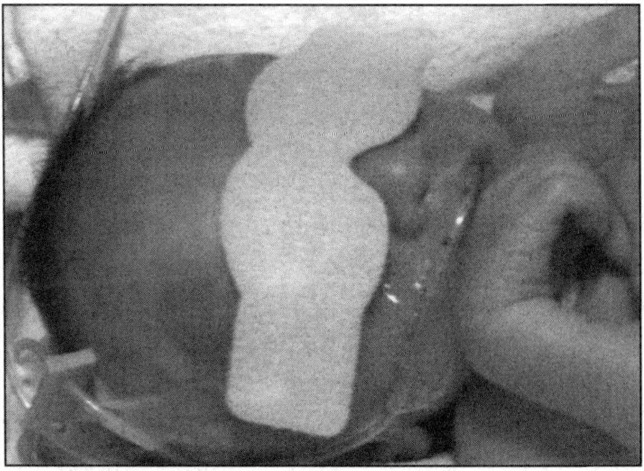

Photographie 23 – Recouvrement des yeux du nouveau-né avec des lunettes protectrices.

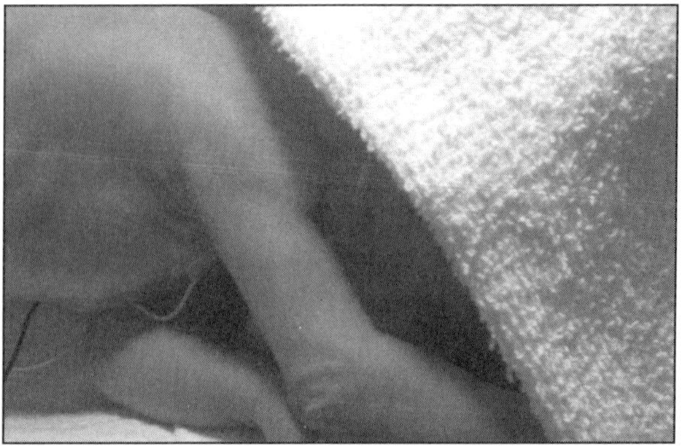

Photographie 24 – Recouvrement des yeux du nouveau-né avec une débarbouillette.

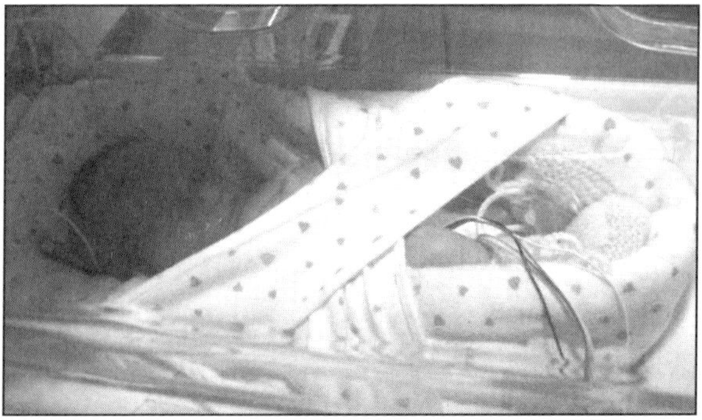

Photographie 25 – Protection des yeux du nouveau-né en couvrant l'incubateur de façon appropriée.

- Fournir une protection adéquate aux nouveau-nés qui reçoivent de la photothérapie, mais également à ceux des incubateurs adjacents qui reçoivent indirectement cette lumière (Graven et al, 1992).
- Enlever de l'incubateur ou du lit tout stimulus visuel inutile.
- Placer loin des fenêtres les nouveau-nés très malades ou plus à risque de développer une rétinopathie.

Promotion du sens de la vision

- Lorsque le nouveau-né est dans un incubateur, le prendre selon les principes de déplacement et l'amener près de la paroi de l'incubateur. Lui faire des mimiques et le bouger de gauche à droite tout en restant dans son champ de vision.

- Lorsque le nouveau-né s'intéresse aux éléments de son environnement, placer sur les parois de l'incubateur des portraits de famille, des dessins faits par la fratrie ou d'autres images en noir et blanc ou aux couleurs vives, afin qu'il puisse les voir. Évaluer les signaux corporels du nouveau-né lors des périodes d'éveil afin de s'assurer qu'il tolère ces stimulations. Plus le nouveau-né est immature, plus les images doivent être simples et les détails, gros. De même, les images en noir et blanc sont privilégiées. Avec la maturation, l'image peut devenir plus complexe et les couleurs vives, ajoutées.
- Lorsqu'un nouveau-né est dans un lit, placer un mobile ou un autre objet aux couleurs vives au-dessus de lui, à la hauteur de son ombilic. Ainsi placé, cela favorisera une légère flexion de sa tête vers l'avant tout en évitant de la placer en extension (vers l'arrière).
- Il est important de présenter une seule stimulation visuelle à la fois et de voir si le nouveau-né la tolère, qu'il soit dans un incubateur ou dans un lit.
- Lorsqu'on fait boire le nouveau-né, on varie les positions d'un boire à l'autre afin qu'il observe plusieurs éléments de son environnement. Ainsi, un boire peut se faire la tête appuyée au creux du bras droit ; puis, peut varier pour les boires subséquents au bras gauche ou sur les genoux. Dans cette dernière position, on peut varier l'orientation de la tête à gauche et à droite.
- Lorsque le nouveau-né est alimenté dans son lit, varier la position de la tête à chaque période d'alimentation. On prend cette même précaution lors des périodes d'éveil, ce qui permet par le fait même d'éviter les déformations des os crâniens.

Interventions visant la diminution de la surstimulation motrice et la promotion d'un positionnement physiologique

En état de pesanteur, le nouveau-né malade ou prématuré admis à l'unité néonatale n'a pas la force ni la capacité de se ramener en position de flexion physiologique. Son corps flasque est contraint d'adopter une position d'ouverture et se retrouve en quelque sorte collé au matelas de l'incubateur ou de la table chauffante. Ainsi positionnées, les articulations se retrouvent dans une position non physiologique, qui dans certains cas entraîne des complications orthopédiques.

Selon Grenier (1988), il est important de se rappeler que ces nouveau-nés sont de futurs marcheurs et qu'on devrait placer leurs membres en position de fonction (physiologique), comme c'est la règle dans les cas d'accidents cérébraux chez les enfants plus âgés ou les adultes. Chez les nouveau-nés malades ou prématurés et non porteurs de séquelles neuromotrices (secondaires à une leucomalacie périventriculaire, par exemple), tout va rentrer dans l'ordre avec l'apparition des « patterns » normaux du développement moteur grossier ou avec l'aide de la physiothérapie. Toutefois, pour l'enfant qui sera porteur d'une infirmité motrice cérébrale (IMOC), les conséquences sont beaucoup plus lourdes. Selon Grenier (1988), chez les nouveau-nés dont le cerveau est lésé, les postures tolérées initialement se fixent et sont préjudiciables au développement ostéo-cartilagineux des hanches. Ces déformations sont à l'origine de troubles de la marche et de déformations des hanches et des membres inférieurs. Comme on ne sait pas toujours qui risque de développer un tel handicap, tous les nouveau-nés admis à l'unité néonatale devraient être positionnés pendant leur hospitalisation, jusqu'à ce qu'ils soient capables de maintenir des postures semblables à celles du nouveau-né à terme. De même, le positionnement physiologique selon les principes de la position fœtale est important puisque naturellement, le nouveau-né déploiera maints efforts pour replacer ses membres en flexion et retrouver par le fait même, un certain sentiment de sécurité.

Buts du positionnement physiologique

- Stimuler la flexion active du tronc et des membres.
- Obtenir une tête de forme ronde et une rotation active de la tête.
- Encourager l'équilibre entre l'extension et la flexion.

- Permettre des postures symétriques.
- Encourager le rapprochement des membres supérieurs vers l'axe médian, ce qui contribue au contrôle des yeux, des mains et de la bouche (Updike et al, 1986).

Principes de base d'un positionnement physiologique

- Toujours rechercher la flexion des membres afin de reproduire la position fœtale.
- Tendre à reproduire les postures adoptées par le nouveau-né à terme.
- Éviter les positions qui mettent constamment les articulations en appui sur le matelas et qui peuvent ainsi obliger les membres inférieurs à adopter une position « en grenouille », ce qui associerait extension et rotation extrême des hanches et des genoux (voir photographie 2, page 44). De même, les articulations des épaules peuvent se retrouver dans la même position et causer une position « en chandelier » (voir figure 2, page 46).
- Utiliser comme support des rouleaux faits de linge ou des outils de positionnement afin d'encourager l'axe orthopédique de chaque articulation. Parmi les outils qu'on trouve sur le marché, le nid de positionnement permet de développer la conscience du corps en procurant des limites physiques (voir photographie 32, page 116).
- Alterner les positions ventrale, dorsale et latérale, tout en gardant la symétrie de l'axe tête-cou-tronc. Ces variations posturales avec conservation de l'axe aident à prévenir les déformations de la boîte crânienne et à éviter le moulage de la tête.

De façon plus précise, chacune des positions doit respecter les principes qui rappellent la position fœtale. Les principes énumérés ci-dessus représentent les grandes lignes à respecter pour chacune d'elles. Cependant, des variations peuvent être faites si elles respectent les buts visés par un positionnement physiologique.

Précautions initiales: avant de positionner un nouveau-né, s'assurer que celui-ci est détendu. Il ne sert à rien de le positionner s'il est tendu, stressé ou crispé, car il risque de ne pas tolérer les manipulations et le positionnement ne durera au plus que quelques minutes. Prodiguer des mesures de réconfort avant tout positionnement si nécessaire. Les mêmes précautions sont de mise si le nouveau-né démontre des signes de stress durant ou après le positionnement. Il faut attendre la disparition des signes de stress avant de continuer le positionnement. De même, on doit toujours garder en tête que ce sont les signaux du nouveau-né qui guident en quelque sorte le positionnement final qui sera réalisé. Ainsi, chaque nouveau-né réagit différemment d'un positionnement à l'autre et il peut nous signaler l'adoption de différentes variantes dans chacune des positions. Comme intervenant, il est primordial de s'y adapter et d'individualiser les soins offerts en ce sens. Après la réalisation d'un positionnement, il faut toujours se demander si le nouveau-né semble confortable dans cette position. De même, il est bon de vérifier la taille de la couche qui, si elle est trop grande, crée une ouverture exagérée des hanches avant même que le nouveau-né soit positionné (voir photographie 26). Il est donc primordial que tout nouveau-né admis dans une unité néonatale porte des couches proportionnelles à son poids.

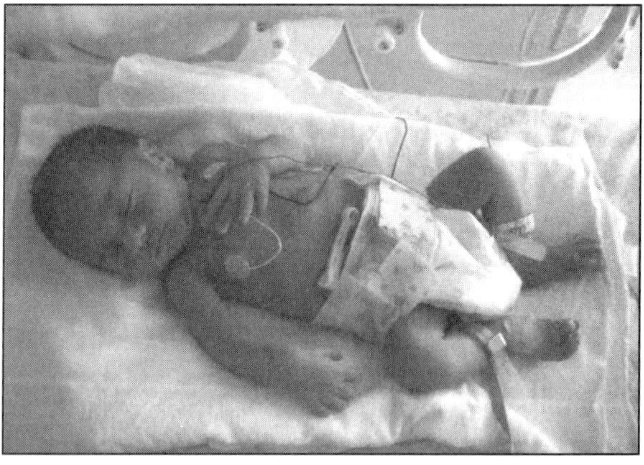

Photographie 26 – Exemple d'un positionnement inadéquat avec une grandeur de couche inadéquate.

Position ventrale

- S'assurer que la tête est tournée d'un côté et que le menton est légèrement replié sur le thorax. Il est important d'éviter une hyperextension du cou (tête par en arrière).

Pour éviter l'abduction totale des membres inférieurs (position dite de la grenouille) : utiliser un rouleau de couverture ou un sac rectangulaire rempli de billes de vinyle souples et positionné dans un axe perpendiculaire au corps du nouveau-né. Le rouleau doit être placé sous les hanches du nouveau-né pour favoriser la flexion des membres inférieurs. La grosseur ou la hauteur du support doit permettre la flexion physiologique de ceux-ci qui correspond à l'alignement de la hanche et du genou lorsque les jambes sont en flexion. (voir photographies 27 et 28).

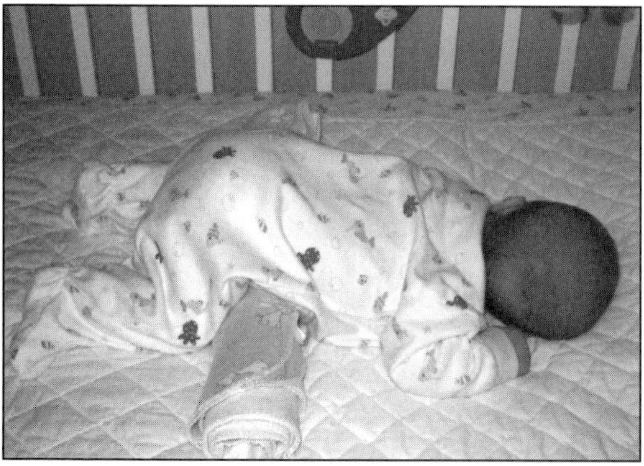

Photographie 27 – Exemple de positionnement ventral avec rouleau de couverture dans un axe perpendiculaire au nouveau-né.

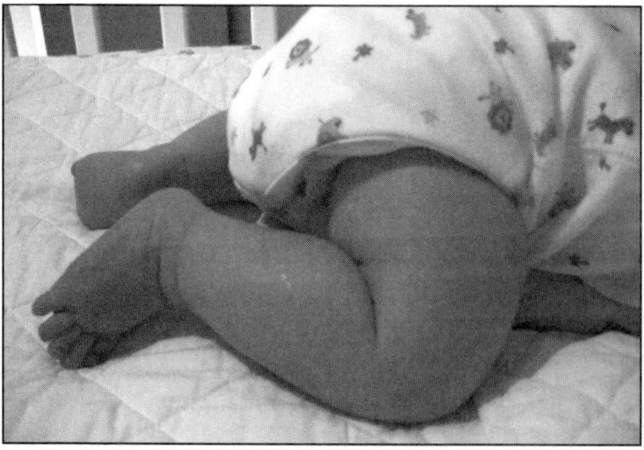

Photographie 28 – Exemple de positionnement ventral démontrant la flexion physiologique de la hanche et du genou.

Un autre positionnement peut être fait en utilisant un rouleau de couverture ou un sac rectangulaire rempli de billes de vinyle souples positionné sous le thorax du nouveau-né dans un axe longitudinal (axe céphalocaudale). Le support doit être placé entre l'insertion des deux omoplates (au dessus de sternum) pour se terminer au niveau de symphyse pubienne, entre les deux hanches. La hauteur ou la grosseur du support ventral doit permettre au nouveau-né de s'enrouler contre celui-ci tout en créant une flexion physiologique des quatre membres. Ainsi placées, les jambes sont fléchies et les hanches sont dans le même axe que les genoux. Quant aux épaules, elles s'enroulent sur le support. La tête se retrouve placé directement sur le drap puisqu'elle n'est pas soutenue par le rouleau et doit être penchée légèrement vers l'avant, ce qui favorise un léger repliement sur le thorax. (voir photographie 29). De même, l'utilisation d'un autre outil de positionnement peut être possible afin d'assurer un sentiment de sécurité au nouveau-né (voir photographie 30, page 115).

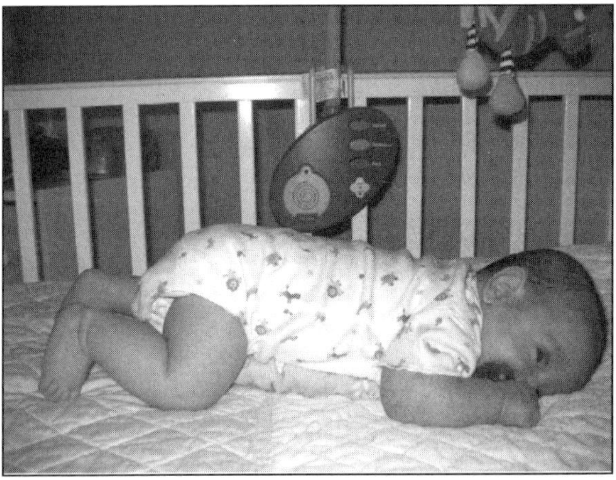

Photographie 29 – Exemple de positionnement ventral avec rouleau de couverture dans un axe longitudinal au nouveau-né.

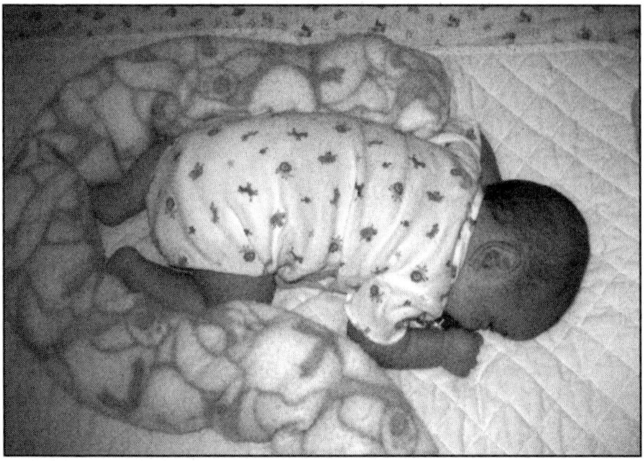

Photographie 30 – Exemple de positionnement ventral et utilisation d'un sac rectangulaire de billes de vinyle souples faisant office de bornes physiques extérieures.

Si le nouveau-né adopte de façon physiologique une flexion des membres inférieurs, il n'est pas nécessaire de placer un support sous lui pour le maintenir dans cette position (voir photographie 31).

Peu importe le type de positionnement ventral, permettre aux mains d'être à la proximité de la figure afin de favoriser le mouvement main-bouche (Grunwald & Becker, 1991).

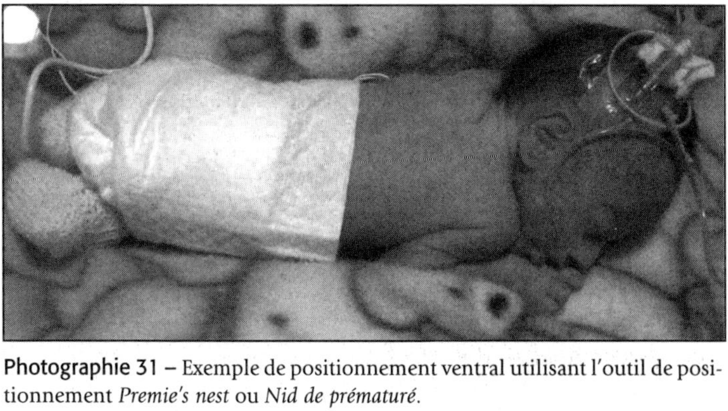

Photographie 31 – Exemple de positionnement ventral utilisant l'outil de positionnement *Premie's nest* ou *Nid de prématuré*.

Position dorsale

- Garder la tête dans l'axe médian, c'est-à-dire alignée avec le tronc. Dans certains cas, il est nécessaire de fournir un support de chaque côté de la tête afin de la garder dans l'axe.
- Encourager la flexion des jambes et des genoux à l'aide de rouleaux ou d'autres supports. Il est important que les hanches soient alignées avec les genoux, c'est-à-dire qu'elles soient dans le même axe. Ainsi positionnées, les hanches sont dans une position physiologique qui leur évite toute ouverture anormale. Il peut être nécessaire d'ajouter un petit support à côté de chacune des hanches afin qu'elles ne s'ouvrent pas.
- Fournir un support aux pieds peut aider, car le nouveau-né ressent ainsi une borne physique, ce qui le réconforte. Cependant, certains nouveau-nés ne tolèrent pas ce genre de support et sont tentés de le repousser. Dans ce cas précis, le support aux pieds est contre-indiqué.
- Fournir un support aux épaules pour les maintenir légèrement vers l'avant (Grunwald & Becker, 1991), ce qui favorise le rapprochement main-bouche.
- Un emmaillotement partiel peut accompagner un positionnement dorsal, ce qui a pour effet d'apporter un sentiment de sécurité supplémentaire.
- Voir photographies 32, 33, 34, pages 116 et 117.

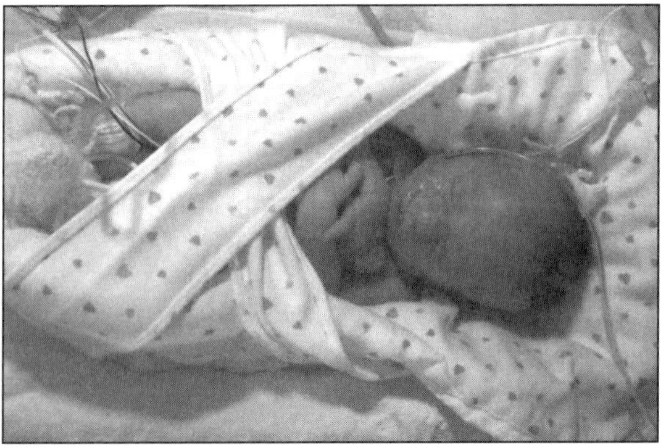

Photographie 32 – Exemple de positionnement dorsal utilisant l'outil de positionnement *Snuggle Up* ou *Nid de positionnement*.

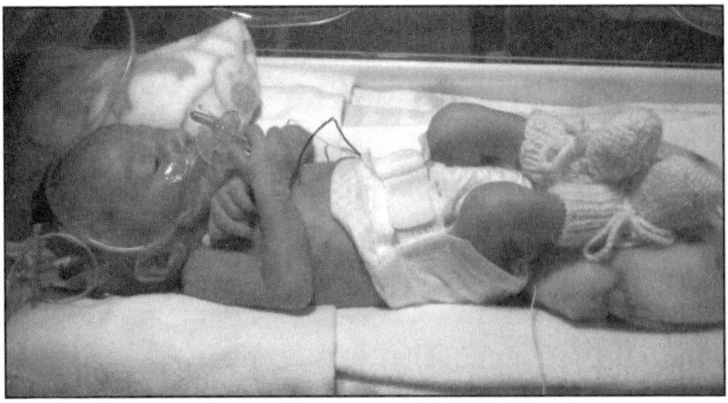

Photographie 33 – Exemple de positionnement dorsal utilisant des sacs de billes de vinyle souples.

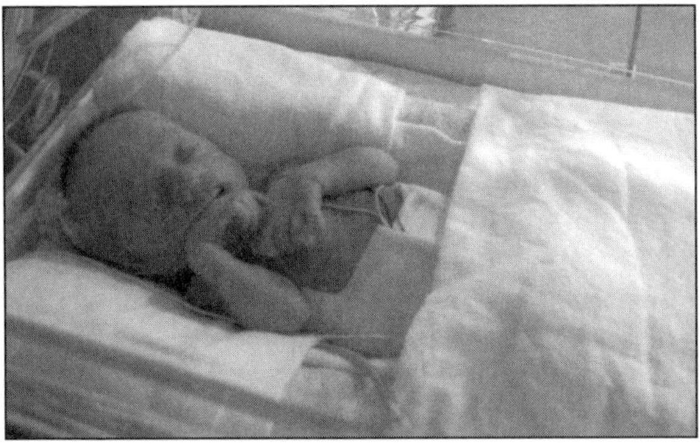

Photographie 34 – Exemple de positionnement dorsal/emmaillotement partiel utilisant des couvertures.

Position latérale

- Fournir un support au dos afin que celui-ci soit légèrement arrondi. Il est important de ne pas arrêter le support dorsal au niveau du cou, ce qui aurait pour effet de stimuler sa nuque et de favoriser une hyperextension de la tête et une cambrure du dos vers l'arrière. Devant de telles réactions, arrêter le support dorsal à un niveau supérieur (en arrière ou au dessus de la tête) ou inférieur (vers le haut du dos). Les réactions du nouveau-né doivent guider la conduite à tenir afin d'éviter toute cambrure de la tête ou du dos.
- Encourager la flexion des jambes et des genoux à l'aide de rouleaux ou d'autres supports placés entre les genoux. Une attention particulière doit être portée à l'axe

hanche-genou afin que le support placé entre les genoux ne crée pas une ouverture des hanches qui serait non physiologique. Certains nouveau-nés n'ont pas besoin de ce support et conserveront un alignement hanche-genou adéquat.

- Garder la tête alignée avec le tronc (selon l'axe médian). Puisque le tronc est en légère flexion vers l'avant, ramener la tête dans le même axe et éviter que celle-ci s'en aille en hyperextension vers l'arrière.
- Garder les épaules dans une position neutre ou légèrement vers l'avant (pas vers l'arrière) (Grunwald & Becker, 1991). Cette position favorise également le mouvement main-bouche.
- Un emmaillotement partiel peut accompagner un positionnement latéral, ce qui a pour effet d'apporter un sentiment de sécurité supplémentaire.
- Certains nouveau-nés aiment que le support dorsal passe entre les genoux et se prolonge jusqu'au thorax, ce qui leur assure un sentiment de sécurité supplémentaire. De même, il est possible d'enrouler les bras du nouveau-né autour de cette partie du support.
- Voir photographies 35 et 36, pages 118 et 119.

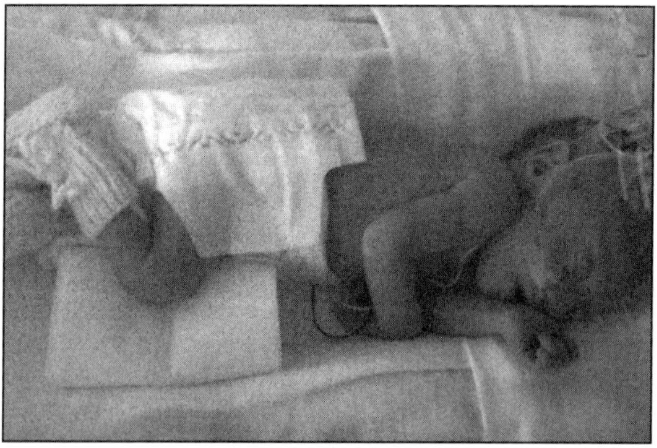

Photographie 35 – Exemple de positionnement latéral utilisant des couvertures et un support entre les genoux.

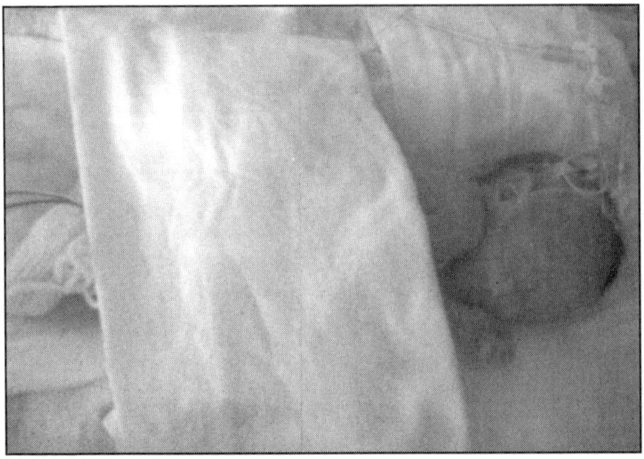

Photographie 36 – Exemple de positionnement latéral/emmaillotement partiel utilisant des couvertures.

La variation des trois types de position est importante à respecter tout au long de l'hospitalisation du nouveau-né pour de nombreuses considérations, comme il en a été question précedemment. Cependant, bon nombre de parents et d'intervenants restent perplexes devant la recommandation canadienne qui stipule l'adoption de la position dorsale pour le sommeil du nouveau-né.

Dodo sur le dos

Afin de prévenir le syndrome de mort subite du nourrisson (SMSN), la Société canadienne de pédiatrie et le Gouvernement canadien recommandent d'adopter dès la naissance la position dorsale pour le sommeil (www.dodo-sur-le-dos.com; 2005). Cette recommandation doit être suivie pour tous les bébés en bonne santé et nés à terme. Des exceptions peuvent être demandées par le médecin, que le nouveau-né soit à terme ou prématuré. Dans le cas d'un nouveau-né à terme, seul un médecin peut exiger cette dérogation à la recommandation actuelle. Pour ce qui est des nouveau-nés malades ou prématurés, ils se retrouvent dans un contexte hospitalier sous surveillance et font également partie de ces exceptions. À cela s'ajoute le fait qu'en aucun cas un nouveau-né prématuré ne doit être considéré comme celui né à terme, puisqu'il est encore en croissance et en développement, et pourvu de caractéristiques fœtales. Ainsi, on doit appliquer les principes de positionnement qui découlent des soins du développement afin d'assurer les conditions optimales à son développement moteur. Cependant, à mesure que le nouveau-né devient plus stable, que son congé approche et qu'il s'approche du terme, on doit adopter la position de sommeil sur le dos. Souvent, cette période coïncide avec le moment où il passe d'un incubateur à un petit lit ou lors de son transfert des soins intensifs aux soins intermédiaires. Afin de favoriser une transition harmonieuse à la position de sommeil sur le dos, il est recommandé :

- d'amorcer l'entraînement à dormir sur le dos lorsque l'état du nouveau-né est jugé stable ;
- de commencer par de courtes périodes puis, au fil des jours, d'allonger le temps de sommeil sur le dos. Il s'agit de se conformer, avant le congé de l'hôpital, à la recommandation de la SCP et du Gouvernement ;
- d'informer les parents des changements adoptés et des objectifs visés, et de leur remettre de la documentation à ce sujet au début du processus ;
- d'indiquer clairement le début de l'entraînement dans une section bien identifiée du kardex des infirmières afin d'éviter toute ambiguïté ;
- d'exiger qu'un médecin cautionne toute dérogation à l'application de la position de sommeil sur le dos lorsque l'état du nouveau-né est jugé stable, durant son hospitalisation ou après son congé.

***

Indépendamment de la façon de procéder ou du type d'interventions spécifiques de soins du développement qu'une unité néonatale décide d'adopter, Als & Gilkerson (1997) identifient certains centres d'intérêt des soins du développement comme étant essentiels :

- L'amélioration de l'environnement physique du nouveau-né :
  - le contrôle de la surstimulation dans l'environnement (lumière, bruit, nombreuses manipulations) ;
  - l'emmaillotement et l'habillement ;

  - les aides spécifiques à l'autorégulation (opportunité pour la succion non nutritive, encadrement pendant les manipulations, petit rouleau dans la main) ;
  - la diminution du stress sur la table de traitement ;
  - le positionnement physiologique.
- L'amélioration des soins directs donnés au nouveau-né :
  - le regroupement des soins prodigués à des moments appropriés, comme la période d'éveil ;
  - l'alimentation ;
  - le bain ;
  - la facilitation entre les transitions des différents sous-systèmes ;
  - l'organisation des périodes de sommeil ;
  - les contacts sociaux (engagement des parents - voir le chapitre 9).
- La planification du congé (voir le chapitre 10)

Bien que chacune de ces interventions semble logique et facile à implanter, il n'en demeure pas moins qu'un certain encadrement s'avère nécessaire afin de maximiser l'influence que les soins du développement ont sur le bien-être des nouveau-nés. Nous présenterons, dans les deux chapitres qui suivent, les avantages liés à ces soins ainsi que la manière de les implanter.

CHAPITRE 7

Les avantages liés aux soins du développement

Au cours des dernières années, les recherches scientifiques démontrant les effets des soins du développement sur les nouveau-nés prématurés ont convergé vers une seule et même conclusion : ce genre de soins n'est plus optionnel, mais essentiel. Plusieurs de ces recherches ont prouvé que l'implantation de ce type de soins comporte de grands avantages à court, à moyen et à long terme pour les nouveau-nés prématurés. De même, ces avantages touchent aussi bien les parents et les professionnels de la santé que le système de santé qui orchestre les soins donnés à la population néonatale. Le présent chapitre fait état de l'ensemble de ces avantages.

Pour les nouveau-nés prématurés

Depuis les vingt dernières années, plusieurs études ont évalué les bienfaits des soins du développement pour les nouveau-nés prématurés. Jusqu'à maintenant, on a répertorié dans la documentation scientifique plus de trente études démontrant les effets de ces soins sur les nouveau-nés prématurés. Dans la plupart des cas, ces effets sont positifs et ce de façon marquée (Symington & Pinelli, 2002 ; 2004). À la fin du présent chapitre, dans le tableau 11, nous présenterons huit des études considérées comme les plus importantes (Byers, 2003 ; Lawhon, 1997 ; Lotas & Walder, 1996 ; Stevens et al, 1996 ; Vandenberg, 1996).

À court terme

À court terme, les nouveau-nés qui bénéficient de soins du développement dans les unités néonatales montrent une meilleure organisation physiologique et neuro-comportementale, et ce, selon plusieurs auteurs (Als, 1998 ; Als et al, 1986 ; Becker et al, 1991, 1993 ; Buehler et al, 1995 ; Fleisher et al, 1995 ; Symington & Pinelli, 2002 ; 2004).

Voici quelques-unes des améliorations répertoriées : moins de bradycardies, de tachycardies et d'apnées, une plus grande stabilité de la tension artérielle et de la saturation d'oxygène cutanée, une augmentation de la qualité du sommeil, une diminution des mouvements de trémulation et des signes d'irritabilité ainsi qu'une meilleure coloration.

À moyen terme

On a davantage documenté les bienfaits des soins du développement à moyen terme. Des études ont clairement démontré qu'on réaliserait des économies substantielles dans les services de santé et dans la société en général si les unités néonatales pratiquaient les soins du développement. La documentation scientifique abonde en exemples d'avantages à moyen terme directement reliés à la santé et à l'avenir du nouveau-né prématuré. En voici une liste, tirée de multiples recherches sur le sujet :

- Diminution de la durée de l'hospitalisation aux soins intensifs (Als et al, 2003).
- Diminution de la durée de l'hospitalisation (Aita & Snider, 2003 ; Als, 1998 ; Als et al, 2003 ; Als et al, 1996 ; Als et al, 1994 ; Als et al, 1986 ; Fleisher et al, 1995).
- Diminution de l'âge gestationnel au congé (Aita & Snider, 2003 ; Als 1998 ; Als et al, 2003 ; Als et al, 1996 ; Als et al, 1986 ; Fleisher et al, 1995).
- Diminution du nombre de jours avec ventilateur (Aita & Snider, 2003 ; Als, 1998 ; Als 1996 ; Als et al, 1994 ; Als et al, 1986 ; Fleisher et al, 1995).
- Diminution du nombre de jours avec besoin en oxygène (Aita & Snider, 2003 ; Als, 1998 ; Als et al, 1996 ; Als et al, 1994 ; Als et al, 1986 ; Westrup et al, 2000).

- Diminution des complications médicales (Aita & Snider, 2003; Als, 1998; Als et al, 1986; Als et al, 1996).
- Diminution des morbidités chroniques (Fleisher et al, 1995).
- Diminution de l'incidence d'entérocolite nécrosante (Als et al, 2003).
- Diminution de l'incidence d'hémorragie intracrânienne (Aita & Snider, 2003; Als, 1998; Als et al, 1986).
- Amélioration des paramètres de la croissance tels le poids, la longueur et la circonférence crânienne (Als et al, 2003; Westrup et al, 2000).
- Diminution du nombre de jours d'alimentation par gavage (Aita & Snider, 2003; Als, 1998; Als et al, 2003; Als et al, 1996 ; Als et al, 1986).
- Accélération de la transition à l'alimentation orale complète (Als et al, 2003; Als et al, 1994; Fleisher et al, 1995).
- Amélioration des comportements sur le plan neurocomportemental à deux semaines d'âge corrigé (soit 42 semaines d'âge postconceptionnel). Ces enfants ont démontré une stabilité accrue sur le plan autonomique, une meilleure capacité d'autorégulation et d'attention, un meilleur fonctionnement au niveau moteur, incluant une amélioration de la symétrie de l'orientation, ainsi que de la modulation du mouvement et du tonus musculaire (Als et al, 2003; Als et al, 1994; Buelher et al, 1995; Fleisher et al, 1995; Mouradian & Als, 1994).
- Diminution des besoins d'assistance et de soutien pour obtenir une meilleure autorégulation (Als et al, 2003).

À long terme

On connaît moins les avantages à long terme des soins du développement compte tenu de la faible taille de certains échantillons évalués de façon longitudinale, et du manque fréquent de randomisation dans certaines études (Sizun et al, 2002; Symington & Pinelli, 2002; 2004). Cependant, plusieurs études ont tout de même démontré clairement les effets positifs à long terme des soins du développement sur les nouveau-nés prématurés:

- Amélioration du fonctionnement neurologique, augmentation de l'harmonie au plan de la transmission des influx nerveux entre les lobes frontaux et occipitaux, amélioration de l'anisotropie relative, dans le cerveau gauche, et amélioration de la structure fibreuse du cerveau et de la myélinisation des axones (Als et al, 2004).
- Amélioration, à l'âge de 9 mois, des capacités mentales et motrices, de même que des scores de l'organisation, selon l'outil d'évaluation de l'APIB (Als, 1998 ; Als et al, 2004 ; Als et al, 1994).
- Amélioration, aux âges de 3 et 7 ans, des paramètres cognitifs, moteurs et neuro-organisationnels, selon l'échelle de Bailey (Als, 1998 ; Als et al, 1996 ; Als et al, 1986 ; Als & Gilkerson, 1997).
- Amélioration, à 1 an, du développement cognitif selon l'échelle du *Psychomotor Developmental Indices* (PDI) (Kleberg et al, 2002).
- Meilleure compétence motrice à 3 ans (Aita & Snider, 2003 ; Kleberg et al, 2000).
- Diminution des problèmes de comportement (Kleberg et al, 2000).
- Diminution des troubles envahissants du développement. (Kleberg et al, 2000).
- Amélioration des résultats au niveau neuro-comportemental à 24 mois, soit à 2 ans d'âge corrigé (Symington & Pinelli, 2002 ; 2004).

Pour les parents

On sait que les nouveau-nés retirent de nombreux avantages des soins du développement, mais on connaît moins l'effet de ces soins sur les parents. En voici quelques-uns :

- Diminution du stress vécu par la famille et meilleure appréciation des compétences et de la valeur de leur enfant (Als et al, 2003).
- Meilleur contact visuel et physique de la mère avec son enfant jusqu'à 3 ans (Aita & Snider, 2003 ; Kleberg et al, 2000).

- Amélioration du lien d'attachement et augmentation de la confiance des parents en leur capacité (deLestar & Lennox, 1995).

Pour les professionnels de la santé

On a aussi répertorié plusieurs effets positifs des soins du développement pour les professionnels de la santé œuvrant dans des unités néonatales, entre autres chez les infirmières. De façon générale, on a démontré que le fait d'appliquer ces soins leur donne une perception plus juste des nouveau-nés prématurés. Les professionnels de la santé semblent mieux comprendre les comportements du nouveau-né. Cela facilite les échanges et les interactions avec les parents tout en améliorant l'engagement de ces derniers dans les soins de leur nouveau-né. L'environnement de travail en est amélioré et, selon Als (1998), les professionnels ont davantage confiance en leur capacité de prendre en charge ces nouveau-nés.

Selon Oehler et al (1991), un programme de formation, en regard des soins du développement, peut aussi améliorer:

- le sens de l'accomplissement personnel;
- la satisfaction professionnelle;
- la qualité des soins dispensés par les infirmières.

De plus, l'amélioration de l'écologie dans une unité néonatale semble avoir des incidences non négligeables sur les infirmières puisqu'il a été clairement démontré que celles-ci ressentent de la fatigue et de l'irritabilité dans un environnement bruyant et surstimulant. De même, cela les incite à manquer plus souvent de jugement (dePaul & Chambers, 1994; Milette & Carnavale, 2003).

Bien qu'on n'ait pas établi clairement de liens de cause à effet, on sait que l'implantation des soins du développement dans les unités néonatales provoque des changements dans l'environnement, comme la diminution du bruit, de la lumière et de l'achalandage. Les effets de ces changements sont donc aussi favorables aux différents professionnels de la santé œuvrant au sein d'unités néonatales ayant implanté ces soins (Als, 1998; Als et al, 2003; Ashbaugh et al, 1999).

Pour le système de santé

Ces avantages touchant le nouveau-né prématuré, sa famille ou les professionnels de la santé qui évoluent dans une unité néonatale, entraînent toujours une diminution des coûts d'hospitalisation (Als, 1997, 1998; Als et al, 1994; Als et al, 1986; Becker et al, 1991, 1993; Buehler et al, 1995; Fleisher et al, 1995; Symington & Pinelli, 2002, 2004; Westrup et al, 2000).

Dans des études réalisées au Canada et aux États-Unis (Petryshen et al, 1997), on note des réductions de coûts allant de 4000$ à 130000$ (US) par enfant par hospitalisation (Als, 1998; Westrup et al, 2000). En implantant les soins du développement dans les unités néonatales, on réduit donc de façon substantielle les sommes que la société débourse pour assurer des soins à ces nouveau-nés. Dans un contexte de pénurie, le fait d'adopter une telle forme de soins comporte indéniablement des avantages coûts/bénéfices pour le système de santé qui s'ajoutent à tous les autres mentionnés ci-haut.

Paramètres de l'étude	Als et al, 1986	Becker et al, 1991, 1993	Als et al, 1994	Buehler et al, 1995	Fleisher et al, 1995	Westrup et al, 2000	Kleberg et al, 2002	Als et al, 2003
N pour le groupe témoin	8	24	20	17	12	12	11	35
Poids moyen du groupe contrôle	831 g	1199 g	862 g	815 g	1707 g	1083 g	865 g	867 g
Poids moyen du groupe témoin	879 g	1208 g	872 g	892 g	1732 g	840 g	1093 g	808 g
Âge gestationnel moyen du groupe contrôle	26.3	28.4	26.5	26.1	32.1	27.6	26.1	26
Âge gestationnel moyen du groupe témoin	36.6	29	27.1	26.5	32.1	26.1	27.9	26
Diminution du nombre de jours sur le ventilateur	X		X	X				X
Diminution du nombre de jour sur CPAP (Ventilation naso-pharyngé)						X		X
Diminution du nombre de jours avec des besoins en oxygène	X		X			X		X
Diminution du nombre de jours sur l'alimentation par gavage	X	X	X					X
Gain de poids et meilleure croissance						X		X
Diminution des complications médicales		X	X	X				X
Diminution de l'incidence d'hémorragies intracrâniennes			X					
Diminution du temps d'hospitalisation		X	X	X	X			X
Diminution de l'âge gestationnel au congé			X					X
Diminution des coûts d'hospitalisation			X	X	X			X
Amélioration de l'organisation neuro-comportementale	X	X	X	X	X			X
Amélioration des scores développementaux sur le APIB ou le Bailey	X 9,18, 36 mois (APIB)	X 42 semaines	X 42 semaines (APIB) 9 mois (Bailey)	X 42 semaines (APIB)	X 42 semaines (APIB)		X 12 mois (Bailey)	

Tableau 11 – Résultats d'études sur les avantages des soins du développement pour les nouveau-nés prématurés.

CHAPITRE 8

L'implantation des soins du développement : NIDCAP et autres programmes de formation

Vers la fin des années 80, après avoir mis au point la théorie de l'organisation synactive du nouveau-né et des soins qui font la promotion de son développement (soins du développement), le docteur Als a créé un programme visant à faciliter leur implantation dans une unité néonatale (Aita & Snider, 2003 ; Als, 1998). Ce programme intitulé NIDCAP (*Newborn Individualized Developpemental Care and Assessment Program*) est présenté dans le présent chapitre. De plus, une dernière section est consacrée à l'implantation des soins du développement dans d'autres contextes que celui du NIDCAP.

NIDCAP

Définition

Le NIDCAP, appelé en français « Programme Néonatal Individualisé d'Évaluation et de Soins de Développement », se définit comme une méthode d'observation du comportement du nouveau-né prématuré afin d'établir des soins du développement individualisés qui répondent aux besoins spécifiques de celui-ci (Ashbaugh et al, 1999). De façon plus spécifique, il s'agit d'un programme d'évaluation systématique des comportements du nouveau-né par des observations avant, pendant et après les manipulations/interventions, dans le but d'adapter à son niveau de développement les soins offerts et l'environnement qui entoure ce dernier. De plus, ces soins offrent une guidance et un soutien aux parents afin de les aider à comprendre le comportement de leur enfant. En ce sens, le NIDCAP renforce les relations entre les parents, les professionnels de la santé et le nouveau-né.

Outil d'évaluation

L'APIB (*Assesment of Preterm Infant Behavior*) est l'outil d'évaluation utilisé dans le cadre du programme NIDCAP. Cet outil, décrit plus longuement au chapitre 5, est présenté sous forme de fiches où sont colligées les observations recueillies auprès du nouveau-né selon les cinq sous-systèmes décrits dans la théorie synactive de Als, soit les systèmes autonome, moteur, états de veille/sommeil, attention/interaction et autorégulation.

Dans ses articles sur le sujet, Als propose les lignes directrices du NIDCAP, des principes de base pour implanter ces soins ainsi que des recommandations concrètes sur la manière de le faire. De même, elle fait état des coûts reliés à de tels soins et des principales difficultés qui surgissent lors de leur implantation (Als, 1997, 1998; Als et al, 1997; Als & Gilkerson, 1995, 1997; Gilkerson & Als, 1995).

Les lignes directrices pour l'implantation des soins du développement

Selon Als (Als, 1996; Als et al, 1986; Als & Gilkerson, 1995), un environnement idéal pour implanter les soins du développement respecte les principes suivants:

- Offrir les soins dans une perspective individualisée, pour répondre aux besoins spécifiques de chaque enfant. Ils sont prodigués de façon constante, tout au long de l'hospitalisation du nouveau-né.
- Structurer chaque période de 24 heures de façon à promouvoir un maximum de sommeil ininterrompu.
- Adapter les soins aux réactions comportementales (signes d'adaptation ou de stress), reflets de la disponibilité organisationnelle du nouveau-né.
- Soutenir et aider le nouveau-né à effectuer les transitions entre les différents sous-systèmes de sa propre organisation.

- Favoriser en permanence le positionnement physiologique du nouveau-né.
- Déterminer l'horaire, le type d'alimentation et la progression dans les quantités offertes, en fonction de la disponibilité organisationnelle du nouveau-né.
- Favoriser la méthode kangourou.
- Valoriser l'esprit de collaboration entre les intervenants, les parents et le nouveau-né.
- Instaurer un environnement calme, reposant et exempt de toute surstimulation, qu'elle soit visuelle, auditive, tactile ou autre.
- Donner à la famille une place prépondérante dans les soins donnés à leur enfant et, par le fait même, lui permettre de se sentir à l'aise dans l'unité néonatale.
- Diriger le nouveau-né vers un autre centre hospitalier ou à la maison de façon individuelle et harmonieuse afin d'assurer la promotion et la continuité de son développement. Cette même approche transparaît dans le suivi, lors des visites de l'enfant à la clinique pédiatrique ou de rencontres avec d'autres intervenants concernés par ce suivi.

Les principes de base des soins dans le NIDCAP

Toujours selon Als & Gilkerson (1995), certains principes fondamentaux sont à la base du NIDCAP :

- L'individualité.
- La capacité à déceler et à interpréter les comportements et les besoins du nouveau-né.
- Le respect.

Traiter un enfant avec respect signifie :

- S'engager dans toute chose qui le concerne.
- Que la personne prodiguant les soins lui consacre du temps dès qu'elle est disponible.
- Que le personnel soignant observe les façons de communiquer propres à chaque nouveau-né et lui donne toutes les possibilités de connaître les siennes ;
- Que l'on respecte le nouveau-né en tant que personne.

- Qu'on l'aide à se construire un sentiment de sécurité en lui apprenant, à chacune des étapes, à faire confiance.
- Que les professionnels de la santé attachent de l'importance au développement du nouveau-né.

Les recommandations du NIDCAP pour implanter les soins du développement

Als fait plusieurs recommandations pour implanter les soins du développement et le NIDCAP. En voici cinq, qui sont essentielles:

- Le développement de postes salariés réservés uniquement à l'élaboration, à l'implantation et à la supervision des soins du développement et du NIDCAP dans l'unité. Trois postes sont habituellement requis: une spécialiste des soins du développement, une monitrice en soins du développement et un représentant des parents. Ces rôles sont très bien décrits par Als et ses collègues (Als et al, 1997 ; Als & Gilkerson, 1997).
  - *La spécialiste des soins du développement.* Pour ce rôle, on recommande un poste à temps complet. La spécialiste transmet au personnel œuvrant dans l'unité néonatale les connaissances et les compétences à la base des soins du développement. Pour ce faire, elle élabore des programmes de formation continue, assure un monitorat auprès du personnel en formation, démontre du leadership, participe aux tournées médicales quotidiennes et agit à titre de consultante pour les problèmes plus complexes. Cette spécialiste doit posséder une formation de deuxième ou troisième cycle universitaire. Ses connaissances sont surtout axées sur la psychologie, le développement de l'enfant, la pédagogie reliée à la néonatologie, une formation propre aux soins intensifs néonatals et aux soins du développement ainsi qu'une certification pour le NIDCAP.
  - *La monitrice des soins du développement.* Pour ce rôle, on recommande un poste à temps complet. La monitrice travaille de près avec l'ensemble des intervenants de l'unité néonatale ainsi qu'avec les parents dans le but d'amarrer les soins du développement à la

routine quotidienne. Elle doit avoir une formation de deuxième cycle universitaire et une expérience d'au moins trois ans en soins intensifs néonatals. De plus, cette personne a du leadership et elle agit aussi bien à titre de modèle que de pédagogue.
  - *Le représentant des parents*. Pour ce rôle, on recommande un poste à temps partiel, soit l'équivalent d'une journée par semaine. Le représentant constitue une ressource additionnelle qui, au sein de l'unité néonatale, veille à la promotion des soins axés sur la famille.
- Pour un meilleur succès, Als (1998) suggère que l'on forme initialement 10 % du personnel de l'unité avec le programme NIDCAP et que le reste du personnel soit formé avec la spécialiste et la monitrice des soins du développement (Als & Gilkerson, 1997). La formation inhérente au NIDCAP et aux soins du développement est disponible dans des centres d'enseignement aux États-Unis (11 centres), au Mexique (1 centre) et en Europe (4 centres, dont 1 en France, à Brest). Le lecteur trouvera plus d'information sur ces centres dans la section Ressources.
- Selon les mêmes auteurs, il est nécessaire que les professionnels de la santé de l'unité néonatale soient soutenus par les gestionnaires qui occupent des postes-cadres au sein de l'organisation. Habituellement, les efforts déployés pour implanter les soins du développement proviennent de quelques personnes dans l'unité néonatale (infirmières, néonatalogistes ou autres). Cependant, pour qu'un tel projet obtienne du succès, il faut que les gestionnaires de l'établissement soient décidés à le soutenir (Mambrini et al, 2002). Les directeurs des secteurs médical et infirmier doivent lui accorder la priorité et l'appliquer à plusieurs domaines, comme la mission publique, la distribution et la disponibilité du personnel, les procédures de soins, les lignes directrices du département ainsi que la formation du personnel.
- On recommande aussi de former une équipe interdisciplinaire avec cinq ou six personnes-clés dans chaque

discipline professionnelle engagée dans les soins du nouveau-né (médecin, infirmière, inhalothérapeute, ergothérapeute, physiothérapeute et travailleur social), afin de promouvoir une collaboration interdisciplinaire.

- Quand le programme de soins est implanté, il est important d'instaurer sur une base régulière une période de réflexion afin d'évaluer de façon continue les soins du développement dispensés à l'unité néonatale. Ceci permet d'améliorer constamment les soins donnés, les connaissances établies et les relations entre professionnels, familles et enfants. Pour obtenir du succès lors de cette implantation, on doit prévoir des séances de supervision et de formation continue, suivies de périodes de réflexion en groupe.

Les coûts reliés au NIDCAP

Bien sûr, il y a des dépenses liées à une telle entreprise, mais il faut les comparer au rapport coûts/bénéfices qu'ils génèrent, et cela moins d'un an après leur implantation. Nous avons déjà mentionné qu'en intégrant les soins du développement dans sa pratique, une unité néonatale économise entre 4 000 $ et 130 000 $ (US) par patient par hospitalisation (Als, 1998; Petryshen et al, 1997; Westrup et al, 1999). Selon Als (1997), les coûts reliés à l'implantation du NIDCAP par le biais d'un centre de formation sont :

- Environ 35 000 $ (US) pour former les intervenants aux postes mentionnés précédemment.
- Environ 60 000 $ (US) pour former une partie du personnel de l'unité, c'est-à-dire au moins 10 % (calcul fait pour 16 personnes).
- Environ 20 000 $ (US) pour assumer divers frais de déplacement.

Ces coûts représentent environ 115 000 $ (US) en tout, échelonnés sur une période de 18 à 24 mois, temps requis pour former le personnel concerné. Sizun et al (1999) pensent quant à eux que ces coûts seraient plutôt de l'ordre de 60 000 $ (US) et, en raison de la diminution des coûts d'hospitalisation, ils seraient déjà amortis lorsque trois enfants auraient bénéficié du programme.

Les limites du NIDCAP dans l'implantation des soins du développement

Considérant, pour l'implantation des soins du développement, tous les avantages mentionnés au chapitre précédent, ainsi que leur rapport coûts/efficacité, une grande question demeure: **pourquoi tout le monde ne le fait-il pas?**

Malheureusement, les réponses à cette question se résument presque toutes, selon plusieurs auteurs (Als & Gilkerson, 1995, 1997; Aushbaugh et al, 1999; Grunwald & Becker, 1991; Milette et al, 2005 ; Sizun et al, 1999), aux raisons suivantes:

- La plupart des unités néonatales trouvent onéreuses les dépenses initiales, engendrées d'abord par la formation, ensuite par les changements que ces soins provoquent dans l'architecture des bâtiments et, enfin, par la nécessité de se déplacer, vu la rareté des centres de formation.
- La barrière linguistique représente une autre entrave puisque le programme de formation (NIDCAP) de même que les outils et le matériel reliés aux soins du développement ne sont majoritairement disponibles qu'en anglais.
- On déplore, aussi bien à l'échelle nationale qu'internationale, que les autorités politiques n'adoptent pas de lignes directrices pour les soins en unités néonatales et les soins du développement (Aushbaugh et al, 1999; NANN, 2000b).

Les problèmes liés à l'implantation du NIDCAP

L'implantation des soins du développement constitue un grand défi. En effet, bien que de tels soins existent depuis 20 ans aux États-Unis, ils représentent encore une approche novatrice et considérée comme telle parce qu'elle chambarde les soins dits de routine. Hormis ce problème, Als & Gilkerson (1997) en ont identifié trois autres, qui représentent aussi des obstacles de taille pour l'implantation de ce type de soins:

- Les soins du développement et le NIDCAP se fondent sur une approche individuelle et non sur des protocoles généralisés.

- Les soins du développement et le NIDCAP évoluent constamment selon les besoins du nouveau-né.
- Les soins du développement et le NIDCAP concernent une myriade de personnes parmi celles qui gravitent autour du nouveau-né et de sa famille.

L'implantation des soins du développement dans d'autres contextes que celui du NIDCAP

Implantation générique

De telles constatations ont incité plusieurs chercheurs et professionnels œuvrant dans les unités néonatales intéressées par les soins du développement à opter pour une implantation dite générique de ces soins. Dans cette optique, les soins du développement sont considérés comme une philosophie, une approche qui transcende différentes formations n'abordant que certains sujets des soins du développement (Aushbaurg et al, 1999 ; Als, 1998). Ainsi, le programme NIDCAP n'est pas toujours implanté dans sa totalité, mais plutôt de façon fragmentée, selon des besoins spécifiques des unités néonatales. Pour plusieurs, cette adaptation répond à une maximisation des avantages, tout en minimisant les coûts et les différents obstacles reliés à l'implantation de ces soins. Les sujets varient au cours des formations, mais la documentation répertoriée sur différentes variations d'implantation des soins du développement permet de dégager des thèmes rassembleurs qui font partie intégrante de cette philosophie de soins et qui vont dans le même sens que les lignes directrices mentionnées par Als et ses collègues (Als & Gilkerson, 1995).

Ces sujets sont :

- La diminution de la surstimulation visuelle et auditive, donc de la lumière et du bruit (Becker et al, 1991 ; 1993 ; Dazé Floyd, 1997 ; Gardner Cole et al, 1990 ; Gray et al, 1998 ; Grunwald & Becker, 1991 ; Milette et al, 2005 ; Oehler et al, 1991 ; Sizun et al, 1999 ; Wilson et al, 1994).
- La diminution des interventions ou manipulations, et l'aide à l'autorégulation (Becker et al, 1991 ; 1993 ; Dazé

Floyd, 1997 ; Gardner Cole et al, 1990 ; Oehler et al, 1991 ; Sizun et al, 1999 ; Wilson et al, 1994).

- La promotion de périodes de sommeil ininterrompues (Becker, 1991, 1993 ; Sizun et al, 1999 ; Wilson et al, 1994).
- La promotion du développement moteur par l'emmaillotement et le bon positionnement (Becker et al, 1991, 1993 ; Gray et al, 1998 ; Milette et al, 2005 ; Sizun et al, 1999 ; Wilson et al, 1994).
- La facilitation de la succion non nutritive avec l'alimentation (Becker et al, 1991, 1993 ; Sizun et al, 1999 ; Wilson et al, 1994).
- La reconnaissance des forces et des faiblesses de chaque nouveau-né dans l'approche aux interventions (Delestar & Lennox, 1995 ; Gardner Cole et al, 1990 ; Grunwald & Becker, 1991 ; Oehler et al, 1991 ; Wilson et al, 1994).
- La promotion de la relation parents-enfant (deLestar & Lennox, 1995 ; Grunwald & Becker, 1991 ; Sizun et al, 1999 ; Wilson et al, 1994).
- La promotion de la reconnaissance des comportements du nouveau-né comme méthode de communication avec les professionnels de la santé et les parents (deLestar & Lennox, 1995 ; Gardner Cole et al, 1990 ; Oehler et al, 1991 ; Wilson et al, 1994).

De plus, malgré une implantation générique de ces soins, plusieurs recherches démontrent des effets positifs qui s'apparentent à ceux mentionnés au chapitre précédent (Becker et al, 1991, 1993 ; Gray et al, 1998 ; Grunwald & Becker, 1991 ; Milette et al, 2005 ; Oehler et al, 1991).

Exemple d'implantation au Québec

Mise en contexte

De façon majoritaire, les études portant sur les soins du développement qui ont été effectuées jusqu'à maintenant avaient pour but d'évaluer l'impact de tels soins chez les nouveau-nés prématurés. Les études portant directement sur l'impact de ces soins chez les infirmières œuvrant en néonatologie sont rarissimes. Symington & Pinelli (2002) considèrent ce fait comme une limite dans l'évaluation de ce genre de soins, puisque leur implantation engendre nécessairement des changements de comportements chez les professionnels de la santé et ce, plus particulièrement chez les infirmières puisqu'elles sont directement impliquées dans les soins. En effet, ces changements se reflètent directement dans les soins donnés aux nouveau-nés admis dans une unité néonatale, comme par exemple dans le positionnement des nouveau-nés, dans le regroupement des soins, dans la prévention de la surstimulation et dans les soins individualisés.

Projet et recherche des auteurs

L'essence même du présent ouvrage origine d'un programme de formation et de l'évaluation de son impact réalisé dans le cadre d'études de deuxième cycle en sciences infirmières au sein d'une université québécoise. Dans un premier temps, le programme de formation s'adressait aux infirmières en néonatologie œuvrant dans un centre hospitalier tertiaire mère-enfant. Cet outil de formation visait l'acquisition de connaissances sur des sujets considérés par la littérature scientifique comme étant des composantes essentielles dans un programme de formation sur les soins du développement. C'est le cas, par exemple, du développement du système nerveux sensoriel du fœtus, de l'écologie de l'unité néonatale, de la théorie synactive du développement de Als, des soins du développement et du rôle primordial de l'infirmière en néonatologie. La théorie de l'apprentissage-enseignement de Gagné (1965) a guidé les auteurs afin de structurer la formation et de trouver des stratégies éducatives adéquates.

Dans un deuxième temps, une recherche ayant pour but d'évaluer l'impact de ce programme de formation chez les infirmières a été réalisée (Milette, 2000). La théorie de l'action raisonnée de Ajzen & Fishbein (1980) a permis d'évaluer chez les infirmières l'acquisition des connaissances, des attitudes et des comportements par rapport aux soins du développement. Les résultats de cette recherche montrent que ce programme de formation a permis d'améliorer toutes les composantes évaluées, et presque toujours de façon significative. Cela porte à croire qu'un programme de formation axé sur les soins du développement et sur les changements de comportements des infirmières améliore les soins prodigués aux nouveau-nés prématurés et influence leur avenir à court, à moyen et à long terme. L'approche utilisant un programme de formation est beaucoup moins coûteuse que l'implantation du programme NIDCAP suggéré par Als (1986), tout en démontrant tout de même un grand potentiel pour les unités néonatales qui veulent s'initier aux soins du développement.

On trouve en français les résultats de cette étude ainsi que des recommandations pour mettre en place et appliquer le programme de formation, dans le cadre de mémoires de maîtrise réalisés à l'Université de Montréal (Martel, 2000; Milette, 2000). Ces résultats ont aussi été publiés en anglais, dans un périodique international britannique (Milette, Richard et Martel, 2005). Pour plus d'information sur le sujet et pour connaître les coordonnées des auteurs/formatrices, voir la section portant sur les ressources disponibles.

***

Des résultats positifs reliés à l'utilisation du programme NIDCAP et à d'autres types de formation sur l'implantation générique des soins du développement ont été répertoriés dans la littérature scientifique. En constatant les grands avantages qu'en retirent toutes les parties en cause (nouveau-nés, parents, professionnels de la santé et système de santé), il est donc clair que ces soins sont non seulement utiles, mais bien essentiels au développement et à la santé des nouveau-nés malades ou prématurés ainsi qu'à leurs familles.

CHAPITRE 9

Le rôle primordial de l'infirmière

La présence de l'infirmière auprès de la clientèle néonatale

Selon Wilson et al (1994), tous les professionnels de la santé œuvrant dans une unité néonatale sont directement concernés par le bien-être des nouveau-nés et doivent donc être formés pour leur donner les soins du développement. À elle seule, l'infirmière prodigue 85 % des soins offerts à cette clientèle (Peters, 1989). De ce fait, elle est la professionnelle de la santé la plus présente, et ce de façon continue, auprès des nouveau-nés malades ou prématurés. C'est elle également qui interagit le plus souvent avec eux et avec leurs familles (Pickler, 1993 ; White-Traut et al, 1994).

En outre, Aita & Snider (2003) mentionnent l'importance du rôle de l'infirmière dans la promotion de la *qualité* des soins donnés au nouveau-né prématuré pendant son hospitalisation et même après, lors du congé ou de la transition vers la communauté.

Le mandat de l'infirmière en néonatologie

Toute infirmière qui œuvre en néonatologie doit prendre conscience de son rôle en tant que professionnelle de la santé. Son mandat consiste à faciliter, pour les nouveau-nés admis à l'unité néonatale, la transition entre les milieux intra-utérin et extra-utérin, afin d'assurer une continuité dans leur croissance et leur développement (Als, 1986).

En lien avec ce mandat, l'infirmière doit exploiter ses compétences professionnelles de façon optimale et saisir toutes les occasions pour améliorer la qualité des soins offerts aux nouveau-nés admis à l'unité néonatale ainsi que l'encadrement offert aux familles. Ce but est reconnu par plusieurs associations provinciales, nationales et internationales comme l'un des plus importants en regard des soins infirmiers en néonatologie (AIIC, 2004 ; OIIQ, 1996, 1997 ; WHO, 2004).

Les rôles de l'infirmière en néonatologie

Selon Hansten & Washburn (1996), l'infirmière joue plusieurs rôles, au nombre desquels :

- *Avocate du patient.* Dans les diverses fonctions qu'elle occupe en néonatologie, l'infirmière défend les droits des nouveau-nés et de leurs familles afin de leur assurer des soins optimaux. Le rôle d'avocate du patient prend tout son sens quand on considère l'infirmière comme étant le lien vital entre le nouveau-né, sa famille et l'équipe soignante, dans le but d'améliorer les soins qui leur sont donnés (Gardner Cole et al, 1990 ; Lefrak-Okikawa & Lund, 1993).
- *Soignante.* L'infirmière qui œuvre dans une unité néonatale occupe pleinement son rôle de soignante et les nombreux attributs inhérents à ce rôle font d'elle une soignante unique dans la promotion des soins du développement. Sa présence quasi constante, sa proximité et son accessibilité aux nouveau-nés lui permettent de structurer l'environnement de ceux-ci. Selon Yecco (1993), cette fonction représente un de ses mandats les plus importants lorsqu'elle adopte l'approche des soins du développement. Grâce à une vision holistique, qui est à la base de la profession infirmière, elle peut voir dans sa globalité le nouveau-né et sa famille. Cette perspective teinte les soins prodigués en veillant non seulement au bien-être des nouveau-nés, mais également à celui des familles durant cette période souvent stressante.
- *Coordonnatrice des soins.* L'infirmière occupe son rôle de coordonnatrice des soins lorsqu'elle fait connaître

différents aspects des soins du développement aux membres de l'équipe de soins et aux familles. De plus, elle organise les soins donnés par les autres professionnels de la santé, si possible selon les périodes de veille/sommeil du nouveau-né, ou à tout le moins elle minimise le nombre de dérangements que doivent subir ces derniers. Par le fait même, elle informe les parents des moments appropriés pour interagir avec leur enfant.

- *Leader*. L'infirmière assure sa fonction de leader lorsqu'elle prend la place qui lui revient dans les équipes interdisciplinaires. Elle se fait porte-parole du nouveau-né et de sa famille dans l'équipe de soins. De même, elle assume pleinement ce rôle lorsqu'elle participe activement au rayonnement de cette approche de soins au sein de sa profession.
- *Enseignante*. L'infirmière s'emploie à son rôle d'enseignante lorsqu'elle aide les parents à s'intégrer aux soins de leur enfant. Par le fait même, elle les aide à observer et à comprendre les signaux corporels et les tentatives d'interaction de leur enfant avec l'environnement. Selon Jacques (2003), cela permet d'avoir une perspective sur le nouveau-né qui est différente de la perspective médicale, plutôt centrée sur la survie. L'infirmière aide les parents à prendre du recul par rapport aux machines et aux commentaires techniques afin d'observer plutôt le corps de leur enfant et ses manifestations. Selon Yecco (1993), il est aussi de la responsabilité de l'infirmière d'aider les parents à comprendre les comportements de leur nouveau-né et de leur donner un rôle à jouer ainsi qu'une place prépondérante dans le développement de ce dernier. Ce rôle d'enseignante culmine lorsque l'infirmière agit à titre de modèle pour les autres membres de l'équipe de soins ainsi que pour les étudiants en formation.

Les avantages, pour les infirmières, d'un programme de formation sur les soins du développement

Selon Oehler et al (1991), un programme de formation améliore le sentiment d'accomplissement personnel, la satisfaction professionnelle et la qualité des soins prodigués par les infirmières. De plus, en améliorant l'environnement de l'unité néonatale pour les nouveau-nés, les infirmières en bénéficient également, puisqu'il est démontré qu'un environnement bruyant et surstimulant provoque chez elles un effet de fatigue, d'irritabilité et de diminution du jugement (dePaul & Chambers, 1994).

De même, l'adhésion des infirmières à l'approche des soins du développement les incite à participer activement au devenir des nouveau-nés. Dans une relation de partenariat, les infirmières minimisent les effets négatifs de l'hospitalisation et visent un développement neuro-comportemental optimal pour les nouveau-nés admis à l'unité néonatale. De façon plus spécifique, cette approche de soins favorise chez les infirmières une compréhension accrue du développement intra-utérin de même qu'une plus grande prise de conscience des effets de l'écologie de l'unité néonatale sur l'équilibre homéostatique du nouveau-né. Enfin, elles décodent mieux les comportements des nouveau-nés et effectuent des interventions plus adaptées au développement et aux capacités de chaque nouveau-né. Les infirmières sont donc en mesure d'évaluer les comportements de ces derniers et de répondre à leurs besoins spécifiques, améliorant par le fait même la qualité des soins.

L'engagement des parents dans les soins du développement de leur enfant

Als (1986) mentionne l'importance de l'implication des parents dans les soins prodigués à leur enfant, cela étant même considéré comme un des buts spécifiques des soins du développement. Brazelton, qui fût un des pionniers dans le domaine de l'évaluation des nouveau-nés, mentionne l'importance d'aider les parents à mieux comprendre les comportements de leur enfant (Brazelton & Nugent, 1995). Il en est de même pour Oehler et al (1991), qui mentionnent que l'engagement des parents dans les soins de leur enfant est la clé du succès de toute intervention en soins du développement.

Les parents qui apprennent à reconnaître les réactions de stress et de fatigue de leur enfant sont plus attentifs et sensibles à l'interprétation des comportements de ce dernier et savent mieux comment y répondre. En conséquence, Cusson & Lee (1993) affirment que l'intervention la plus efficace, relativement aux coûts, consiste à former les parents et à les intégrer rapidement dans les soins à donner à leur enfant. Force est de constater que, par la nature de son rôle, l'infirmière occupe une place privilégiée pour aider les parents à découvrir leur enfant et à se reconnaître comme acteurs essentiels dans le développement de ce dernier.

L'enseignement aux parents

On peut intervenir de diverses façons afin d'inciter les parents à participer activement aux soins à donner à leur enfant. À cet effet, l'enseignement représente le médium par excellence. Selon Wilson et al (1994), il existe six étapes à respecter dans l'enseignement aux parents.

Ces dernières sont :

- *L'évaluation de la famille.* Il est important d'évaluer la famille, sa structure (interne, externe et contextuelle), sa culture, ses croyances et ses attentes par rapport à l'hospitalisation de leur enfant. Cette évaluation permet de bien comprendre la famille et de lui prodiguer un enseignement qui collera à sa réalité et à ses besoins.
- *L'élaboration d'objectifs communs (famille-infirmière).* Avant d'élaborer des objectifs communs avec la famille, il est essentiel de vérifier si celle-ci est prête à recevoir un enseignement. Pour l'infirmière, il est nécessaire de reconnaître que les parents sont aussi, en quelque sorte, des prématurés puisqu'ils sont plongés abruptement dans leur rôle parental. Cette période difficile est vécue différemment par chaque couple et par chaque parent. Les neuf mois de la gestation sont nécessaires pour des raisons physiques, mais également pour des raisons psychologiques. Quand la grossesse est brutalement interrompue, il est impossible pour les parents de vivre le flot des représentations et des rêveries qui est normalement si présent dans les deux derniers mois. L'événement est irréversible et les parents se retrouvent devant un enfant réel qui ne correspond en rien à l'enfant rêvé. Ainsi,

pour ces derniers, la naissance prématurée peut être vécue comme un deuil de l'enfant à terme et celui de l'enfant idéalisé. L'élaboration d'objectifs famille-infirmière découle essentiellement de l'évaluation de la famille et de la reconnaissance du phénomène d'adaptation et de deuil chez les parents. De même, l'infirmière doit acquiescer aux besoins spécifiques des parents afin de fixer en partenariat avec ces derniers des objectifs d'enseignement. Les parents sont les mieux placés pour savoir ce qu'il leur faut. Ainsi, dans une relation de partenariat, l'infirmière propose des objectifs en fonction de besoins spécifiques exprimés par les familles et elle les réévalue tout au long de l'hospitalisation.

- *L'utilisation des ressources.* Certains principes facilitent l'enseignement aux parents. Par exemple, quand ceux-ci sont présents lors de l'évaluation comportementale du nouveau-né, l'infirmière peut facilement leur communiquer de nombreux renseignements sur leur enfant. Les parents découvrent eux-mêmes les capacités et les limites de leur enfant quand ils assistent à cette évaluation, faite selon les normes du NBAS ou de l'APIB. Ils apprennent aussi à décoder les réactions corporelles déployés par leur enfant en réaction à son environnement. De plus, il existe différents livres destinés aux parents d'enfants nés prématurément et aux professionnels de la santé œuvrant dans le domaine de la néonatologie. Ces livres constituent de précieuses sources d'information et servent dans l'enseignement prodigué aux parents. Cependant, ces ouvrages existent surtout en anglais. Rares sont ceux qui abordent la néonatologie dans la langue de Molière. Cette réalité est encore plus frappante lorsqu'il est question d'ouvrages abordant de façon spécifique les soins du développement. Cette constatation est à la base même de l'élaboration du présent livre et du programme de formation qui s'y rattache De même, des informations spécifiques découlant de ce livre pourront, par exemple, être rassemblées sous forme de dépliant informatif s'adressant spécifiquement aux parents lors des périodes d'enseignement. Dans la section des ressources, les coordonnées des auteurs, ainsi que différentes ressources pour promouvoir les soins du développement sont répertoriées.

- *La formation des parents, selon un plan par étapes.* La formation doit suivre un plan précis, avec des étapes reliées aux différents objectifs fixés en partenariat avec les parents. Cet enseignement doit être réparti tout au long du séjour du nouveau-né à l'hôpital et s'ajuster aux besoins des parents depuis l'admission jusqu'au congé de l'unité. Idéalement, cet enseignement devra débuter le plus tôt possible après l'admission du nouveau-né dans l'unité néonatale, dès que les parents sont prêts. Ce faisant, ceux-ci développent un sentiment de compétence face à leur rôle parental, qui est à la base même de l'établissement du lien d'attachement parents-enfant. Ainsi, ils réussissent plus facilement à établir une complicité avec leur enfant et comprennent mieux les besoins de ce dernier.
- *L'évaluation de l'apprentissage.* Il est important de s'assurer que les parents ont bien compris l'enseignement reçu afin de valider et de corriger le tir, si nécessaire. Cette étape sert aussi à voir comment les parents ont perçu les informations reçues et cela donne l'occasion d'échanger sur le sujet. Cette évaluation doit se faire régulièrement, de préférence après chaque séance de formation.
- *La révision et le renforcement continu de l'apprentissage.* Il est essentiel, tout au long de l'hospitalisation, de renforcer l'apprentissage afin de consolider les acquis des parents. Ainsi, les interactions parents-enfant sont valorisées. Selon McGrath & Conlife-Torres (1996), ce renforcement constitue une intervention cruciale dans la formation des parents.

Il est clair que les facettes du rôle de l'infirmière en néonataogie, tant auprès des nouveau-nés que de leurs parents, rendent compte de l'importance de cette dernière dans l'implantation des soins du développement. Comme nous le verrons au chapitre 10, ce rôle est également primordial dans la préparation du congé et la transition vers la communauté.

CHAPITRE 10

Congé et transition vers la communauté

Tout comme l'engagement des parents dans les soins de leur enfant, la planification du congé et la transition dans la communauté sont des étapes importantes, voire essentielles, dans les soins du développement (Als, 1986; 1998). La planification du congé est définie comme étant le départ de l'enfant de l'hôpital vers la maison. Habituellement, un suivi en clinique externe d'un établissement de santé est assuré après la sortie de l'hôpital. La transition dans la communauté signifie quant à elle un transfert de l'enfant d'une unité néonatale de soins tertiaires vers un centre de soins primaires ou secondaires. Ces centres sont souvent situés en région, près du domicile des parents. De tels établissements auront donc la tâche de coordonner et de préparer le congé ainsi que le suivi de l'enfant dans son milieu. Qu'il s'agisse d'un congé ou d'un transfert, le départ de l'enfant de l'hôpital représente une étape importante qui doit être bien orchestrée.

Les six composantes d'un congé à la maison

La planification de cette étape doit être bien faite, car elle entraîne une période de changements et de stress pour la famille. Selon Als et al (1986), la planification du congé de l'enfant et du suivi médical dans son milieu représentent des composantes essentielles pour promouvoir son développement et pour répondre aux besoins de sa famille. L'association américaine de pédiatrie (AAP, 1998) a identifié six composantes essentielles au succès de cette étape:

- L'enseignement aux parents (voir chapitre 9).
- L'implantation de soins primaires (ou la promotion de la santé de l'enfant dans l'unité néonatale).
- L'évaluation des problèmes médicaux non résolus.
- L'adoption d'un plan de soins pour la maison.
- L'identification et la mobilisation des ressources.
- L'adoption d'un plan de suivi externe.

Charpak et al (2001) ont abordé plusieurs questions qui doivent être élucidées avant de procéder au congé de l'enfant. Ces questions abordent précisément les six composantes d'un congé.

Quand l'enfant est-il prêt pour son congé ?

Cette question vient en tête de liste. Avant de transférer un enfant de l'hôpital vers son milieu, il faut s'assurer que son état de santé est stable (Robinson et al, 2000). Dans la perspective des soins du développement, l'enfant doit démontrer une stabilité dans ses comportements, une bonne organisation du cycle de sommeil/éveil et des capacités de régulation. Selon Als & Gilkerson (1995), il est essentiel que l'enfant réponde à ces critères avant d'obtenir son congé. Ce sont là des critères de base du congé dans les soins du développement.

Avant 1998, il n'y avait pas de lignes directrices générales pour autoriser le congé, chaque unité ayant ses propres critères qui tenaient compte de différents points physiologiques et de la maturité de l'enfant (Charpak et al, 2001). En 1998, l'AAP formulait diverses recommandations pour encadrer le processus décisionnel relié au congé.

Ces recommandations pour la préparation de l'enfant au congé sont:

- Un gain de poids soutenu sur une période de temps jugée suffisante.
- Une capacité à maintenir sa température corporelle à l'air ambiant.

- La démonstration de compétences requises pour la coordination de succion-déglutition, au sein ou à la bouteille, sans effort cardio-respiratoire.
- Des fonctions cardio-respiratoires physiologiquement matures et stables depuis une période de temps jugée acceptable.
- L'administration des immunisations appropriées.
- Une évaluation du statut hématologique et, si nécessaire, entreprendre un traitement approprié.
- Une évaluation des besoins nutritionnels et, si nécessaire, entreprendre une thérapie ou adopter une diète appropriée.
- Une évaluation sensorimotrice, incluant l'audition et la vision.
- Un résumé écrit de son hospitalisation où l'on décrit les problèmes médicaux qu'a connus l'enfant durant son hospitalisation, l'identification des problèmes non résolus et, si nécessaire, un plan de traitement.

Ces recommandations concernent directement la deuxième et la troisième composante de la planification du congé désignées par l'AAP (1998). La deuxième composante, soit celle de *l'implantation de soins primaires,* implique la préparation de la transition entre des soins curatifs et les soins préventifs. Celle-ci doit débuter pendant l'hospitalisation de l'enfant alors que son congé ou son transfert approche (AAP, 1998; McMurray, 2004). Les soins préventifs axés sur la promotion de la santé comprennent l'immunisation, l'évaluation du statut hématologique et métabolique, l'évaluation des fonctions auditive et visuelle, et, le cas échéant, l'évaluation des déficiences nutritionnelles. La troisième composante, *l'évaluation des problèmes médicaux non résolus,* signifie une révision de la liste des problèmes de l'enfant et un examen physique complet, qui pourrait révéler de nouveaux problèmes nécessitant un traitement ou un suivi.

Quand la famille est-elle prête pour le congé ?

Le fait que la famille soit prête pour le congé est un gage de succès. Comme Robinson et al (2000) le mentionnent, le bien-être d'un enfant est étroitement lié à celui de sa famille, spécialement lors de l'étape du congé de l'unité néonatale. Cet aspect est davantage renforcé dans une unité néonatale où sont implantés les soins du développement. Afin de s'assurer que cette étape se déroule en toute sécurité, plusieurs auteurs mentionnent la nécessité d'évaluer les compétences de la famille en ce qui concerne les soins à donner à leur enfant, ainsi que ses forces, ses faiblesses, les ressources dont elle dispose et la qualité des lieux physiques de la résidence familiale (AAP, 1998; Robinson et al, 2000). Selon Robinson et al (2000), à cause de sa nature subjective, c'est cette évaluation qui est la plus difficile à faire au moment du congé de l'enfant. L'AAP apporte tout de même des recommandations afin d'évaluer avec objectivité les compétences spécifiques des parents dans les soins qu'ils donneront à leur enfant à la maison (AAP, 1998).

Les voici :

- Identifier au moins deux soignants dans la famille dont un adulte, et s'assurer de leur habileté, de leur disponibilité et de leur engagement.
- Évaluer l'état psychologique des parents, selon certains facteurs de risque.
- Évaluer la qualité du domicile familial et de son environnement physique (accès téléphonique, électricité, ressources en eau, chauffage).
- Vérifier les ressources financières et, si nécessaire, aider à trouver du soutien.
- Durant l'hospitalisation, s'assurer que les parents démontrent les compétences et les capacités suivantes :
  - *Alimentation*. Au sein, à la bouteille ou par gavage et, si nécessaire, avec des préparations commerciales.
  - *Soins de base*. Bain, soins de la peau, du cordon ombilical et des organes génitaux. Prise de la température corporelle, habillement et mesures de réconfort.
  - *Réanimation*. Réanimation cardio-respiratoire pour bébé et interventions d'urgence selon les indications mécicales.

- *Capacité d'évaluer un changement dans l'état clinique de l'enfant.* Les parents doivent être en mesure de détecter les signes précoces de maladie et de détériorations, surtout s'ils sont liés au diagnostic médical de l'enfant.
- *Précautions de sécurité.* Incluant la pratique du « dodo sur le dos » (voir chapitre 6) et l'utilisation adéquate d'un siège d'auto.
- *Précautions de sécurité et soins particuliers à prodiguer inhérents à certaines conditions médicales.* Par exemple, lorsque l'enfant a une trachéostomie, des lunettes nasales ou une stomie, ou lorsqu'une alimentation par gavage, une pompe à infusion ou autres équipements médicaux sont nécessaires.
- *Administration de médicaments.* Posologie, horaire, rangement, reconnaissance des signes de toxicité et effets secondaires.
- *Capacité à manipuler l'équipement que requièrent les soins de l'enfant.* Effectuer leur entretien et résoudre leurs problèmes de fonctionnement.
- *Exécution adéquate de techniques reliées aux procédures médicales nécessaires.* Changement de pansement, de trachéostomie, etc.

Dans la planification du congé, ces recommandations rejoignent directement la première et la cinquième composantes définies par l'AAP. La première recommandation étant *l'enseignement aux parents* (abordée au chapitre 9), l'AAP mentionne qu'il faut intégrer ceux-ci dans les soins à donner à l'enfant, aussitôt que possible après son admission dans une unité néonatale. Un tel contact a pour effet de donner confiance aux parents, ce qui leur permet ensuite de mieux assumer la responsabilité des soins de leur enfant. De plus, Charpak et al (2001) mentionnent que certaines techniques d'intégration, comme la méthode kangourou, peuvent améliorer la relation parents-enfant et avoir des répercussions positives sur la capacité de la famille à s'adapter après le congé de l'hôpital.

De plus, grâce à un enseignement individualisé, les parents acquièrent naturellement les compétences nécessaires pour prendre soin de leur enfant. Avant le congé, une liste détaillée des enseignements reçus devrait être faite afin que les parents soient en mesure de constater leurs progrès et de voir les connaissances qu'ils doivent acquérir avant le congé.

La cinquième composante de la planification du congé, soit *l'identification et la mobilisation des ressources*, implique l'identification des caractéristiques psychologiques de chaque famille, la définition de son réseau de soutien ainsi que l'identification des facteurs de risques de cette dernière afin de prévenir d'éventuels problèmes. Cette étape est essentielle car elle détermine la capacité des parents à utiliser et à mobiliser leurs ressources, tant personnelles que celles présentes dans la communauté.

Quel genre de suivi faut-il à la famille ?

L'identification des besoins quant au suivi médical de l'enfant de même que l'identification des besoins de la famille représentent des composantes essentielles de la planification du congé. Ainsi, *l'adoption d'un plan de soins pour la maison* doit être établi avant le congé. Cette nécessité correspond à la quatrième composante de l'AAP (1998). Selon cette association, les éléments suivant doivent absolument faire partie de ce plan :

- L'identification et la préparation des soignants qui sont issus de la famille et qui prodigueront les soins à l'enfant.
- L'établissement d'une liste complète des appareils et accessoires requis pour les besoins de l'enfant.
- L'identification et la mobilisation du personnel soignant qualifié et des services de soutien nécessaires.
- L'évaluation des éléments physiques de la résidence familiale nécessaires aux soins de l'enfant.
- L'adoption d'un plan d'urgence pour le transport et les soins de l'enfant, en cas de nécessité.
- L'évaluation des ressources financières disponibles, afin de s'assurer de la capacité des parents d'assumer les coûts liés aux soins à domicile.

Vient ensuite la sixième composante de la planification du congé, *l'adoption d'un plan de suivi externe* (AAP, 1998).

Selon l'AAP (1998) et McMurray (2004), ce qui est le plus important dans la planification du congé et du suivi médical de l'enfant, c'est de déterminer qui sera le *premier répondant* pour l'enfant et sa famille (pédiatre-néonatalogiste, pédiatre, omnipraticien, infirmière praticienne ou autre). Il est crucial que cette personne soit identifiée le plus tôt possible dans le processus du congé de l'enfant. Idéalement, elle devrait rencontrer la famille et évaluer l'enfant à l'unité néonatale avant que celui-ci reçoive son congé (AAP, 1998; McMurray, 2004; Ritchie, 2002). Le suivi médical dans la communauté est facilité s'il y a une clinique de suivi néonatal dans le centre hospitalier où l'enfant séjourne. Ce suivi est assuré par un pédiatre-néonatalogiste qui, très souvent, connaît déjà l'enfant et sa famille.

Cependant, considérant par exemple le vaste territoire du Québec et la présence rarissime d'un tel professionnel de la santé, il est utopique de croire que tous les enfants prématurés pourraient bénéficier d'un tel suivi. De même, il est souvent impossible pour un pédiatre néonatalogiste rattaché à une clinique de suivi néonatal de se déplacer pour assurer les évaluations et faire les rencontres, étant donné les grandes distances qui séparent les différentes villes du Québec. Ces facteurs entravent parfois le suivi médical, après le congé.

Toutefois, quelle que soit la situation du répondant qui assurera le suivi, il est primordial d'établir une bonne communication entre celui-ci et les professionnels du centre hospitalier qui donnent le congé à l'enfant. Selon l'AAP (1998), McMurray (2004) et Robinson et al (2000), la communication est primordiale et représente la clé de voûte de la réussite dans la transition de l'enfant vers la communauté. Si la condition de l'enfant nécessite un suivi médical spécialisé, il faut coordonner les différents rendez-vous avec les spécialistes, en partenariat avec la famille. Cet engagement de la famille dans ce processus assurera une meilleure adhésion des parents. Enfin, dans le but d'évaluer l'adaptation des parents suite au congé de l'enfant, une visite à domicile d'une infirmière en santé communautaire devrait être faite et répétée au besoin.

Les transferts inter-établissements hospitaliers

Les unités néonatales de soins tertiaires

En général, les unités néonatales de soins tertiaires sont situées dans les grands centres métropolitains et constituent des centres de référence. Ils accueillent des nouveau-nés malades ou prématurés en provenance de centres hospitaliers primaires et secondaires qui sont souvent situés en région et qui ne peuvent assurer aux enfants ni une surveillance continue ni les soins ultraspécialisés qu'ils nécessitent. Le mandat des unités néonatales de soins tertiaires est de stabiliser et d'améliorer l'état de santé du nouveau-né, pour le retourner ensuite dans un centre hospitalier de soins primaires ou secondaires situé près du domicile des parents.

Le transfert dans une unité néonatale de soins primaires ou secondaires

Le transfert d'un enfant dans une unité de soins primaires ou secondaires est envisagé seulement lorsque les médecins et les autres professionnels de la santé du centre hospitalier de référence sont convaincus que l'enfant ne nécessite plus de soins ultraspécialisés. Le transfert est régi par un protocole spécifique variant d'une unité de soins tertiaires à une autre. Toutefois, indépendamment du protocole de transfert et des conditions de santé de l'enfant avant son congé, il est essentiel de prendre en considération la capacité du centre hospitalier où il sera transféré à le prendre en charge. Par exemple, ce centre doit assurer le suivi médical de l'enfant sans rompre la continuité des soins et sans en diminuer leur qualité.

La capacité de prise en charge varie d'un centre hospitalier à l'autre. Dans certains centres, les ressources en place peuvent assurer l'alimentation par gavage, mais ne possèdent pas le soutien pharmacologique nécessaire pour les alimentations parentérales totales ou partielles. Il faut prendre en considération tous ces aspects lors d'un transfert. Pour répondre aux besoins spécifiques de l'enfant et de sa famille et pour assurer le succès du transfert, il demeure primordial d'établir une bonne communication entre les centres.

Les réactions des parents devant le transfert

Le transfert provoque des sentiments d'anxiété chez certains parents. Pour les aider, il faut les encourager à verbaliser leurs sentiments et à poser des questions. Certains centres hospitaliers permettent aux parents, avant le transfert, de visiter la nouvelle unité et de rencontrer les professionnels de la santé afin d'établir un premier contact. Même si les soins diffèrent d'un centre à l'autre, les parents doivent savoir que la sécurité de leur enfant est toujours la priorité, et que les médecins et les infirmières échangent souvent de l'information avec leurs collègues des autres centres hospitaliers pour que tous les établissements soient en mesure d'assurer aux nouveau-nés des soins de qualité.

Les avantages d'un transfert

Il y a beaucoup d'avantages à transférer un enfant d'un centre hospitalier de soins tertiaires à un centre hospitalier de soins primaires ou secondaires, aussi bien pour lui que pour sa famille.

En voici certains :

- Le transfert contribue à rapprocher l'enfant de ses parents qui perdent moins de temps à voyager.
- Le transfert contribue aussi à rapprocher l'enfant des autres membres de sa famille et de l'entourage de ses parents.
- L'atmosphère du centre qui accueille l'enfant est souvent plus calme et donc plus propice aux échanges avec les parents qui, ainsi, apprennent plus facilement à lui donner des soins.
- Les parents passent plus de temps avec leur enfant, ce qui leur donne l'occasion de lui prodiguer les soins de base et de prendre confiance en eux avant le retour à la maison.
- Les médecins et les autres professionnels de la santé apprennent à connaître l'enfant et à se familiariser avec ses besoins particuliers ; ainsi, ils créent avec la famille des liens qui seront importants lors du congé et du suivi à l'externe, puisque ce sont habituellement eux qui font ce suivi.

- Le personnel qui s'occupe de l'enfant peut faire connaître aux parents les ressources et les services accessibles dans leur communauté afin que la planification du congé soit couronnée de succès.

***

À la lumière de ce qui a été présenté dans le présent chapitre, il paraît essentiel de bien préparer le congé ou le transfert de l'enfant vers la communauté. Cette préparation fait partie intégrante de la philosophie des soins du développement puisqu'elle permet à la famille d'être au cœur des différentes étapes. Ainsi, l'application des soins du développement centré sur la famille est essentielle durant l'hospitalisation, pendant la transition de l'hôpital à la maison et même pour le suivi dans la communauté (Bondurant & Brinkman, 2003).

Conclusion

À la lecture du présent ouvrage, il apparaît évident que les soins du développement influencent positivement l'expérience vécue par les nouveau-nés malades ou prématurés ainsi que leurs familles. Nombres d'études montrent les bienfaits des soins du développement à court, moyen et long terme sur le développement de l'enfant. De même, ces soins favorisent l'intégration de la famille dans les soins offerts à l'enfant, l'établissement du lien d'attachement parents-enfant et l'acquisition de compétences parentales. En outre, cette approche permet aux différents professionnels de la santé, plus particulièrement aux infirmières, de comprendre le langage corporel du nouveau-né, de répondre à ses besoins spécifiques de façon plus appropriée et de lui prodiguer des soins individualisés qui visent à soutenir son développement.

Ainsi, les nouveau-nés, les familles et les professionnels de la santé forment une alliance et chacun, à sa façon, devient un acteur privilégié dans les soins du développement. Bien que cette forme de soins soit relativement nouvelle et qu'il soit assez coûteux de l'implanter, elle représente néanmoins un excellent rapport coût/bénéfices. Nous espérons donc que le livre, unique en français, apporte un éclairage nouveau sur les soins offerts aux nouveau-nés admis dans les unités néonatales et sur la place qui doit être réservée aux familles.

Ressources utiles sur les soins du développement

Dans un but de complémentarité, nous présentons, regroupés selon différentes thématiques, une liste d'articles scientifiques et de lectures spécifiques traitant des soins du développement. On trouvera également une nomenclature non exhaustive de différentes ressources disponibles pour les professionnels de la santé et les parents.

Articles

Les bases conceptuelles et scientifiques

ALS, H., G. LAWHON, E. Brown, et al. (1986). « Individualized behavioral and environmental care for the very low birth weight preterm infant at high risk for bronchopulmonary dysplasia : neonatal intensive care unit and developmental outcome ». *Pediatrics* 78 (6) : 1123-1132.

ALS, H. (1996). « Earliest intervention for preterm infants in the Newborn Intensive Care Unit ». In Guralnick, M.J., (Ed.) *The Effectiveness of Early Intervention*. Baltimore, MD : Brookes Publishing.

La théorie synactive du développement

Als, H. (1986). « A synactive model of neonatal behavioral organization : framework for the assessment of neurobehavioral development in the premature infant and for support of infants and parents in the NICU ». *Physical and Occupational Therapy in Pediatrics* 6 (3/4) : 3-55.

Suggestions pratiques pour implanter les soins du développement

ALS, H. et L. GILKERSON. (1995). « Developmentally supportive care in the Neonatal Intensive Care Unit ». *Zero to Three* 15 : 1-10.

ALS, H. (2002). « Neurobehavioral development of the preterm infant ». In Fanaroff A.A. et R.J. Martin (Eds). *Neonatal-Perinatal Medicine*. (7th ed.). St-Louis : Mosby, pp. 947-972.

ALS, H., F.H. DUFFY et G.B. MCANULTY. (1996). « Effectiveness of individualized neurodevelopmental care in the Newborn Intensive Care Unit (NICU) ». *Acta Paediatrica* (Suppl. 416) : 21-30.

Interactions entre nouveau-nés et professionnels de la santé

ALS, H. et L. GILKERSON. (1997). « The role of relationship-based developmentally supportive newborn intensive care in strengthening outcome of preterm infants ». *Seminars in Perinatology* 21 (3) : 178-189.

Perspective historique sur la difficulté pour la profession infirmière d'implanter les soins du développement

COLE, J.G. et K.M. JORGENSEN. (1997). « Medical, developmental, and pharmacologic intervention : the essence of collaboration ». *Neonatal Network* 16 (3) : 56-8.

LAWHON, G. (1997). « Providing developmentally supportive care in the Newborn Intensive Care Unit: an evolving challenge ». *Journal of Perinatal and Neonatal Nursing* 10 (4) : 48-61.

L'implantation des soins du développement

En français

MAMBRINI, C., M. DOBRZYNSKI, N. RATYNSKI, J. SIZUN et L. DEPARSEAU. (2002). « Implantation des soins de développement et comportement de l'équipe soignante ». *Archives de pédiatrie* 9 (Suppl. 2) : 104-106.

SIZUN, J., C. RATYNSKI et C. MAMBRINI (1999). « Implanter un programme individualisé de soutien au développement en réanimation néonatale : pourquoi et comment ? » *Archives de pédiatrie* 6 : 434-439.

SIZUN, J., N. RATYNSKI, A. GAGNEUR et L. DEPARSEAU. (2002). « Évaluation de l'impact médical des soins de développement ». *Archives de pédiatrie* 9 (Suppl. 2) : 109-111.

En anglais

ALS, H., L. GILKERSON, F.H. DUFFY et al. (2003). « A three-center, randomized, controlled trial of individualized developmental care for very low birth weight preterm infants : medical, neurodevelopmental, parenting and caregiving effects ». *Journal of Developmental and Behavioral Pediatrics* 24 (6) : 399-408.

ALS, H., G. LAWHON, E. BROWN et al. (1986). « Individualized behavioral and environmental care for the very low birth weight preterm infant at high risk for bronchopulmonary dysplasia : neonatal intensive care unit and developmental outcome ». *Pediatrics* 78 (6) : 1123-1132.

ALS, H., G. LAWHON, F.H. DUFFY, et al. (1994). « Individualized developmental care for the very low-birthweight preterm infant : medical and neurofonctional effects ». *JAMA* 272 (11) : 853-858.

BECKER, P.T., P. C. GRUNWALD, J. MOORMAN et S. STUHR. (1991). « Outcomes of developmentally supportive nursing care for very low birth weight infants ». *Nursing Research* 40 (3) : 150-155.

BECKER, P.T., GRUNWALD, P.C., MOORMAN, J. et S. STUHR. (1993). « Effects of developmental care on behavioral organization in very-low-birth-weight Infants » . *Nursing Research* 42 (4) : 214-220.

BUEHLER, D.M., ALS, H., DUFFY, F., MCANULTY, G. et J. LIEDERMAN. (1995). « Effectiveness of individualized developmental care for low-risk preterm infants : behavioral and electrophysiologic evidence ». *Pediatrics* 96 (5) : 923-932.

BYERS, J.F. (2003). « Components of developmental care and the evidence for their use in the NICU ». *MCN American Journal of Maternal Child Nursing* 28 (3) : 174-180.

FLEISHER, B.F., K. VANDENBERG, J. CONSTANTINOU et al. (1995). « Individualized developmental care for very-low-birth-weight premature infants ». *Clinical Pediatrics* 34 (10) : 523-529.

GILKERSON, L. et H. ALS. (1995). « Role of reflective process in the implementation of developmentally supportive care in the newborn intensive care nursery ». *Infant and Young Children* 7 (4) : 20-28.

GRUNWALD, P.C. et P.T. BECKER. (1991). « Developmental enhancement : implementing a program for the NICU ». *Neonatal Network* 9 (6) : 29-30, 39-45.

MOURADIAN, L.E. et H. ALS. (1994). « The influence of Neonatal Intensive Care Unit caregiving practices on motor functionning of preterm infants ». *American Journal of Occupationnal Therapy* 48 (6) : 527-533.

KLEBERG, A., B. WESTRUP, K. STJERNQVIST et H. LAGERCRANTZ. (2002). « Indications of improved cognitive development at one year of age among infants born very prematurely who received care based on the Newborn Individualized Developmental Care and Assessment Program (NIDCAP) ». *Early Human Development* 68 : 83-91.

STEVENS, B., P. PETRYSHEN, J. HAWKINS, B. SMITH, B. et P. TAYLOR, (1996). « Developmental versus conventional care : a comparison of clinical outcomes for very low birth weight infants ». *Canadian Journal of Nursing Research* 28 (4) : 97-113.

SYMINGTON, A. et J.M. PINELLI. (2002). « Distilling the evidence on developmental care : a systematic review ». *Advances in Neonatal Care* 2 (4) : 198-221.

SYMMINGTON, A. et J.M. PINELLI. (2004). « Developmental care for promoting development and preventing morbidity ». *The Cochrane Library* Issue 1 : CD001814.

WESTRUP, B., A. KLEBERG, K. VON EICHWALD, K. STERNQVIST, et H. LANGERCRANTZ. (2000). « A randomized, controlled trial to evaluate the effects of the Newborn Individualized Developmental Care and Assessment Program in a Swedish setting ». *Pediatrics* 105 (1) : 66-72.

Livres

En français

BINEL, G. (2000). *Prématurité et rupture du lien mère-enfant.* Levallois-Perret, France : Gaëtan Morin Éditeur, Europe.

BLOCH, H., P. LEQUIEN et J. PROVASI. (2003). *L'enfant prématuré.* Paris : Armand Colin.

LOUIS, S. *Le grand livre du bébé prématuré. Du choc de la naissance à l'arrivée du bébé à la maison.* Tome I. Montréal : Éditions de l'Hôpital Sainte-Justine (2001)

LOUIS, S. *Le grand livre du bébé prématuré. Causes, séquelles et autres enjeux.* Tome II. Montréal : Éditions de l'Hôpital Sainte-Justine (2002)

En anglais

ALS, H. (1999). « Reading the premature infant ». In E. Goldson (Ed). *Nurturing the Premature Infant : Developmental Interventions in Newborn Intensive Care.* London : *Oxford University Press.*

BRADFORD, N. (2003). *Your Premature Baby : The First Five Years.* Toronto : Firefly.

GUNDERSON, P.T. et C. KENNER. (1995). *Care of the 24-25 Week Gestational Age Infant. A Small Baby Protocol.* (2nd ed.). Petaluma, Ca : NICU Ink Book Publisher.

HADLEY, L.B. & D. West (1999). *Developmental and Behavioural Characteristics of Preterm Infants.* Santa Rosa, Calif. : NICU Ink.

HINIKER, P.K. et L.A. MORENO. (1994). *Developmentally Supportive Care : Theory and Application, A Self-Study Module.* S. Weymouth, MA : Children's Medical Ventures, Inc.

JORGENSON, K.M. (1993). *Developmental Care of the Premature Infant : A Concise Overview.* S. Weymouth, USA : Developmental Care Division of Children's Medical Ventures.

VERGERA, E.R. et R. BIGSBY. (2004). *Developmental & Therapeutic Interventions in the NICU.* Baltimore : H. Brookes Publishing Co.

YOUNG, J. (1996). *Developmental Care of the Premature Baby*. London : Baillière Tindall.

Ressources audio-visuelles

Apprendre à me connaître... (1998). – Resp. scient. : H. DELORME et A. VEILLEUX. – Réal. : Jacques VIAU. – Production : HÔPITAL SAINTE-JUSTINE.

Cette vidéo couleur, d'une durée de 19 minutes, avec manuel d'accompagnement sur les soins du développement, s'adresse principalement aux intervenants, aux parents et à tous ceux qui sont en contact, de près ou de loin, avec les prématurés hospitalisés dans une unité néonatale.

Site Internet :
www.chu-sainte-justine.org/fr/famille/cise/CISE-Mediatheque.aspx

Médecine sous influence (2004). Un film de Linda B. MORECO, produit par l'Office National du Film du Canada.

Ce film lève le voile sur un sujet tabou : les conséquences dramatiques de l'acharnement thérapeutique sur les enfants. Grâce aux courageux témoignages de quelques médecins et thérapeutes, et à la bouleversante prise de parole de parents dévoués, le puissant documentaire de Lina B. Moreco dénonce le manque de soutien accordé à ces petits « miraculés » de la science, plus ou moins abandonnés à leur sort par un système médical qui ne leur offre pas les soins nécessaires à leur développement ou à l'amélioration de leur qualité de vie. Servi par des témoignages très forts, ce film troublant, mais essentiel, nous ouvre les yeux sur une situation intolérable, qui affecte environ 2 000 nouveau-nés par année au Québec.

Voir le site Internet suivant pour plus de détail :
www.nfb.ca/medecinesousinfluence

In the womb (2005). Un film du NATIONAL GEOGRAPHIC CHANNEL MOVIE. Télédiffusé le 8 mai 2005.

Utilisant la plus récente technologie médicale et informatique, soit l'ultrason en quatre dimensions, ce film montre le développement du fœtus à l'intérieur de l'utérus et ce, de la conception à la naissance. On peut aussi retrouver des photographies inédites et un extrait du film sur le site Internet suivant : www.nationalgeographic.com/channel/inthewomb

Les bébés miracles ont grandi (2005). Les Grands reportages, une émission du Réseau de l'information de Radio-Canada (RDI). Journaliste: Jean-Francois Lépine.

Présentation de résultats d'une recherche faite en Grande-Bretagne sur les effets à long terme d'une naissance prématurée; présentation de cas d'enfants maintenant âgés de 9 ans et qui sont nés extrêmement prématurés.
Site Internet: www.radio-canada.ca

Les grands prématurés. Émission DÉCOUVERTE, à la télévision de Radio-Canada. Journaliste : Isabelle MONPETIT. Réalisatrice: Marielle CHOQUETTE.

Reportage sur les soins du développement ; entrevue avec le docteur H. ALS.
Site Internet: www.radio-canada.ca

Les prématurés. Émission TÉLÉSCIENCE, à la télévision de Belgique.

Documentaire sur les prématurés et les conséquences à long terme d'une naissance trop hâtive et de leur hospitalisation à l'unité néonatale.

Compagnies distribuant des outils de positionnement en soins du développement

Aux États-Unis

Children's Medical Venture
275, Longwater Drive, Norwell, MA 02061
Phone: 888-766-8443 (Parents)
800-345-6443 (Hospitals) • (866) 866-6750 (Education)
www.childmed.com

Small Beginnings inc.
17525, Alder St. Suite #28 , Hesperia, Ca. 92345
Toll Free: 800 676-0462
Local # 760 949-7707 • Fax # 760 948-1916
www.small-beginnings.com

Tarry Manufacturing
22 Shelter Rock Lane, Danbury, CT 06810
www.tarrymfg.com

En Europe

Poche kangourou
www.mamankangourou.com/fr/questions.html

Centre d'information, de prévention et d'accompagnement de la prématurité (ASBL)
Rue de la Genette 11 - 5570 Beauraing (Belgique)
082/647891 – int. : 0032-82-647-891
www.neonatalogie.com

Sites Internet

En français

Histoire de la néonatologie, description des soins du développement et outils
www.neonatalogie.com

Co-naître : Institut de formation, de recherche et d'échanges autour de la naissance
www.co-naitre.net

Centre d'information, de prévention et d'accompagnement de la prématurité
www.cipap.net ou www.cipap.be/accueil_cipap.htm ou www.prematurite.com/Cipap.htm

Forum médical
www.atoute.org/dcforum/DCForumID8/241.html

Information pour les parents
www.scinf.umontreal.ca/famille/information/prema/prema_intro.htm

En anglais

Prématurité avec livres sur le sujet
www.premturity.org

Site du NANN, rapport du groupe spécial sur les soins du développement
www.nann.org/i4a/pages/index.cfm?pageid=743

Site officiel du NIDCAP et pour l'APIB
www.nidcap.com

Site sur le NBAS
www.brazelton-institute.com/intro.html

Journal électronique pour les professionnels de la santé en néonatologie et pédiatrie
www.infantgrapevine.co.uk

Journal électronique pour les infirmières en néonatologie (Neonatal Network)
http://neonatalnetwork.com/nn3/neonatal.htm

Contacts pour la formation sur le NIDCAP
www.nidcap.com/training.html

Contacts pour la formation sur le NIDCAP

Aux États-Unis

National NIDCAP Training Center
Director: Heidelise Als, Ph.D.
Contact: Sandra M. Kosta, BA
Database Manager and Research Studies Coordinator
Neurobehavioral Infant and Child Studies
Children's Hospital, Boston
Enders Pediatric Research Laboratories,
Room EN-107320, Longwood Ave, Boston, MA 02115
Phone: (617) 355-8249 • Fax: (617) 730-0224
E-mail: nidcap@childrens.harvard.edu

Sooner NIDCAP Training Center
Laurie Mouradian, ScD, OTR/L
Oklahoma Infant Transition Program
University of Oklahoma Health Sciences Center
940 NE 13th Street, Suite 4B-4402
Oklahoma City, OK 73104
Phone: (405) 271-6625 • Fax: (405) 271-2149
E-mail: laurie-mouradian@ouhc.edu

Carolina NIDCAP Training Center
Director: James M. Helm, Ph.D.
WakeMed, Division of Neonatology
3000 New Bern Avenue, Raleigh, NC 27610
Phone: (919) 350-8276 • Fax: (919) 350-8146
E-mail: jimhelm@med.unc.edu

Colorado NIDCAP Center
Director: Joy V. Browne, Ph.D. RN
The Children's Hospital

1056 East 19th Ave., B310, Denver, CO 80218
Phone: (303) 861-6546 • Fax: (303) 861-6836
E-Mail: browne.joy@tchden.org

West Coast NIDCAP Training Center
Director: Kathleen VandenBerg, MA
Mills College
5000 MacArthur Blvd, Oakland, CA 94603
Phone: (510) 420-2105 • E-Mail: kvandenb@mills.edu

St. Luke's NIDCAP Training Center
Director: Jerry Hirschfeld, MD
Contact: Karen M. Smith, RNC, BSN, Med
St. Luke's Regional Medical Center
190 East Bannock Street, Boise, ID 83712
Phone: (208) 381-4374 • Fax: (208) 381-4508
E-mail: kmsmith@rmci.net

Mid-Atlantic NIDCAP Training Center
Director: Deana DeMare, PT
Division of Neonatology Cooper Health System
755 Dorrance Building, Camden, NJ 08103
Phone: (856) 342-2442 • Fax: (856) 342-8007
Email: NIDCAP@cooperhealth.edu

The NIDCAP Training Center of Milwaukee
Director: Laura Robison, RN, MSN
NICU
Aurora Sinai Medical Center
945 North 12th Street, Milwaukee, WI 53201-0342
Phone: (608) 233-7684 • Fax: (414) 219-5548
Email: laura_robison@charter.net

NIDCAP Training Center
University of Connecticut Health Center
Director: Catherine Daguio, M.Ed., MPH, OTR/L
University of Connecticut Health Center
Newborn Intensive Care Nurseries, MC 2948263
Farmington Avenue, Farmington, CT 06030-2948
Phone: (860) 679-7983 • Fax: (860) 679-1403
Email: daguio@nso1.uchc.edu

En Europe

Centre francophone de formation NIDCAP
CHU de Brest et Université de Bretagne Occidentale
Directeur : Jacques Sizun, MD, professeur de pédiatrie
Co-directeur et contact :
Nathalie Ratynski, MD, néonatologiste
Département de pédiatrie
29609 Brest France
Tél : 33 298 22 36 66 • Fax : 33 298 22 39 86
Courriel : nathalie.ratynski@chu-brest.fr
Web : http://web.reseau-chu.org/articleview.do?id=532&mode=2

Scandinavian NIDCAP Center, Lund and Stockholm, Sweden
Director : Bjorn Westrup, MD
Contacts : Ann-Sofie Gustafsson, RN, BSN, Neonatal Unit

- Astrid Lindgren Children's & Karolinska University Hospital
  SE-171 76 Stockholm, Sweden
  Tél : 46 8 5177 9426 • Fax : 46 8 5177 3095
  Courriel : nidcap@kus.se
- Anna Sommer, adjointe administrative
  Unité néonatale 21
  Danderyd & Astrid Lindgren Children's Hospital
  SE-182 88 Danderyd, Suède
  Tél : 46 8 655 55 71 • Fax : 46 8 655 77 52
  Courriel : nidcap@kus.se

NIDCAP Training Center of Leiden
Direction : Celeste Maguire
Leiden University Medical Center
The Netherlands

Au Mexique

The Developmental Care Program
Université du Nouveau Mexique,
Centre des sciences de la santé
Département de pédiatrie, division néonatologie
Tél. : (505) 272-3946 ; (800) 400-2002
www.unm.edu/~neonatal/DevCare

Renseignements généraux

Sites Internet

Dodo sur le dos
www.dodo-sur-le-dos.com

Lignes directrices nationales : les soins à la mère et au nouveau-né dans une perspective familiale (Santé Canada)
www.phac-aspc.gc.ca/dca-dea/publications/pdf/smpf00_f.pdf

Massage du nouveau-né prématuré
www.pediatres.online.fr/nouveaune.htm#massages
www.topsante.fr/topsante/forme/chapitre.htm?rub=dou&id=5256&did=1338&titre=vivre
http://ca.pampers.com/fr_CA/content/type/118/contentId/13735.do

Associations

Ordre des infirmières et infirmiers du Québec
4200, boul. Dorchester Ouest, Montréal (Québec) H3Z 1V4
Tél : (514) 935-2501
Tél : (1 800) 363-6048 (pour le Québec)
Fax : (514) 935-1799
www.oiiq.org

Société canadienne de pédiatrie (SCP)
2305, boul. Saint-Laurent, Ottawa (Ontario) K1G 4J8
Tél : (613) 526-9397 • Fax : (613) 526-3332
www.cps.ca

Association américaine de pédiatrie (AAP)
National Headquarters
The American Academy of Pediatrics
141, Northwest Point Boul.
Elk Grove Village, IL 60007-1098 USA
Phone : (847) 434-4000 • Fax : (847) 434-8000
www.aap.org

National Association of Neonatal Nurses (NANN)
4700, West Lake Avenue, Glenview, IL, 60025-1485
Tél : (847) 375-3660 ; (1 800) 451-3795
Fax : (1 888) 477-6266
Fax international : (1 732) 380-3640
E-mail : info@nann.org
www.nann.org/i4a/pages/index.cfm?pageid=1

Academy of Neonatal Nursing (ANN)
2270, Northpoint Parkway, Santa Rosa CA, 95407-7398
Tél: (707) 568-2168 • Fax: (707) 569-0786
www.academyonline.org/pages/346298/index.htm

Unités néonatales de soins tertiaires au Québec

CHU Sainte-Justine
3175, chemin de la Côte-Sainte-Catherine
Montréal (Québec) H3T 1C5
Tél: (514) 345-4754 • Fax: (514) 345-4811
www.chu-sainte-justine.org

Hôpital de Montréal pour Enfants
Centre Universitaire de Santé McGill
Unité de soins intensifs néonatals
C-925
2300, rue Tupper, Montréal (Québec) H3H 1P3
Tél: (514) 412-4400, poste 22389 • Fax: (514) 412-4230
www.thechildren.com/Accueil.asp?l=f

Centre hospitalier de l'Université Laval (CHUL)
Département de néonatologie
2705, boulevard Laurier, Sainte-Foy (Québec) G1V 4G2
Tél: (418) 656-4141
www.chuq.qc.ca/fr/index.htm

Sites et autres ressources pour les parents

Ressources au Québec
www.hsj.qc.ca/editions/pagehtml/pages_html/pdf/Prema_ressources.pdf

Accueil d'un enfant prématuré
www.scinf.umontreal.ca/famille/information/prema/prema_intro.htm

Échanges, témoignages, informations
www.troptot.com

Association de familles d'enfants prématurés
http://bebe.avant.terme.free.fr
http://premaquebec.ca

Massage bébé
Christiane Girard, inf., MT
Massage femmes enceintes, accompagnante à la naissance, instructrice en massage bébé
Tél: (514) 428-9222

Soins à domicile
Carol Henzie, inf.
Soins de courte durée pour nouveau-nés prématurés et consultation
Tél : (514) 697-4158 • Cell : (514) 261-5824
courriel : carol_henzie@canada.com

Principales associations de parents

Association de parents de jumeaux et de triplets de la région de Montréal (APJTM)
CP 552, succ R, Montréal (Québec) H2S 3M3
Tél : (514) 990-6165
www.apjtm.com

Préma-Québec
150 rue Grant, bureau 104, Longueuil (Québec) J4H 3H6
Tél. : (450)651-4909 • Fax : (450)651-2185
Sans Frais : (1-888) 651-4909
Courriel : info@premaquebec.ca

La ligue La Leche Canada
12, rue Quintal, Charlemagne (Québec) J5Z 1V9
Tél : (514) 990-8917 • Fax : (450) 582-3536
Courriel : administration@allaitement.ca
Courriel : commande@allaitement.ca
www.allaitement.ca/indexh.asp

Naissances multiples Canada
P.O. Box 234
Gormley (Ontario) L0H 1G0
Tél : (1 866)228-8824
www.multiplebirthscanada.org/french/index_f.php

Coordonnées des auteurs

en vue d'obtenir des renseignements sur le livre
et le programme de formation

Marie-Josée Martel, inf., M.Sc.
Professeur régulier, sciences infirmières
Université du Québec à Trois-Rivières
Local 4246 Pavillon Albert-Tessier
3351, boulevard des Forges C.P. 500
Trois-Rivières (Québec) G9A 5H7
Tél: (819) 376-5011 poste 3457 • Fax: (819) 376-5048
Courriel: marie-josee.martel@uqtr.ca

Isabelle Milette, inf., M.Sc.
Candidate à la profession d'infirmière praticienne
en néonatologie
Unité de soins intensifs néonatals
Hôpital de Montréal pour enfants
Centre Universitaire de Santé McGill
2300, rue Tupper, bureau C-925
Montréal (Québec) H3H 1P3
Tél: (514) 412-4400, poste 22389
Courriel: isabelle.milette@muhc.mcgill.ca

Bibliographie

AITA, M. et L. SNIDER. (2003). « The art of developmental care in the NICU : a concept analysis ». *Journal of Advanced Nursing* 41 (3) : 223-232.

AJZEN, I. and Fishbein, M. (1980) *Understanding Attitudes and Predicting Social Behavior*. Englewood Cliffs, New Jersey : Prentice-Hall Inc.

ALLEN, A. M. (1995). « Stressors to neonates in the neonatal unit ». *Midwives* 108 (1288) : 139-140.

ALS, H. (1982). « Toward a synactive theory of development : promise for the assessment and support on infant individuality ». *Infant Mental Health Journal* 3 (4) : 229-243.

ALS, H. (1984a). *Guidelines for the Practical Implantation of Individualized Developmental Care and Intervention in the NICU*. Monograph from the Children's Hospital. Boston, MA : The Children's Hospital.

ALS, H. (1984b). *Manual for the Naturalistic Observation of Newborn Behavior (Preterm and Fullterm Infants)*. Rev. ed. Boston, MA : The Children's Hospital, pp. 14-16.

ALS, H. (1986). « A synactive model of neonatal behavioral organization : framework for the assessment of neurobehavioral development in the premature infant and for support of infants and parents in the Neonatal Intensive Care Environment ». *Physical and Occupational Therapy in Pediatrics* 6 (3/4) : 3-55.

ALS, H. (1989). « Self-regulation and motor development in preterm infants ». In Lockman & Hazen (Eds.). *Action in Social Context : Perspectives on Early Development.* New York, NY : Plenum Press, pp. 65-97.

ALS, H. (1992). « Individualized, family-focused developmental care for the very low-birthweight preterm infant in the NICU ». In S.L. Friedman et M.D. Sigman, (Eds.) *The Psychological Development of Low Birthweight Children.* Advances in Applied Developmental Psychology - Vol 6. Norwood : Ablex Publishing : pp. 341-388.

ALS, H. (1996). « Earliest intervention for preterm infants in the Newborn Intensive Care Unit ». In Guralnick, M.J., (Ed.) *The Effectiveness of Early Intervention.* Baltimore, MD : Brookes Publishing : pp 47-76.

ALS, H. (1997). *Developmental Care Implementation in a Newborn Intensive Care Unit (NICU). Overview of Training Process, Budget Projections and Cost-Benefit Analysis.* [Unpublished reference booklet]. Boston : National NIDCAP Center.

ALS, H. (1998). « Developmental care in the Newborn Intensive Care Unit ». *Current Opinion in Pediatrics* 10 (1) : 138-142.

ALS, H. (2002). « Neurobehavioral development of the preterm infant ». In Fanaroff A.A. et R.J. Martin (Eds). *Neonatal-Perinatal Medicine. Diseases of the Fetus and Infant.* (7th ed.). St-Louis : Mosby, pp. 947-972.

ALS, H., D. BUEHLER, D. KERR et al (1997). *Profile of the Nursery Environment and of Care Component. Template Manual, Part 1.* [Unpublished booklet]. Boston : National NIDCAP Center.

ALS, H., F.H. DUFFY et G.B. MCANULTY. (1996). « Effectiveness of individualized neurodevelopmental care in the Newborn Intensive Care Unit (NICU) ». *Acta Paediatrica* Suppl. 416 : 21-30.

ALS, H., F.H. DUFFY, G.B. MCANULTY et al. (2004). « Early experience alters brain function and structure ». *Pediatrics* 113 (4) : 846-857.

ALS, H. et L. GILKERSON. (1995). « Developmentally supportive care in the Neonatal Intensive Care Unit ». *Zero to Three* 15 (6) : 1-10.

ALS, H. et L. GILKERSON. (1997). « The role of relationship-based developmentally supportive newborn intensive care in strengthening outcome of preterm infants ». *Seminars in Perinatology* 21 (3) : 178-189.

ALS, H., L. GILKERSON, F.H. DUFFY, et al. (2003). « A three-center, randomized, controlled trial of individualized developmental care for very low birth weight preterm infants : medical, neurodevelopmental, parenting and caregiving effects ». *Journal of Developmental and Behavioral Pediatrics* 24 (6) : 399-408.

ALS, H., G. LAWHON, E. BROWN et al. (1986). « Individualized behavioral and environmental care for the very low birth weight preterm infant at high risk for bronchopulmonary dysplasia : neonatal intensive care unit and developmental outcome ». *Pediatrics* 78 (6) : 1123-1132.

ALS, H., G. LAWHON, F.H. DUFFY et al. (1994). « Individualized developmental care for the very low-birthweight preterm infant : medical and neurofonctional effects ». *JAMA* 272 (11) : 853-858.

AMERICAN ACADEMY OF PEDIATRICS, COMMITTEE ON FETUS AND NEWBORN. (2000). « Prevention and management of pain and stress in the neonate ». *Pediatrics* 105 (2) : 454-461.

AMERICAN ACADEMY OF PEDIATRICS, COMMITTEE ON FETUS AND NEWBORN. (1998). « Hospital discharge of the high-risk neonate : proposed guidelines ». *Pediatrics* 102 (2) : 411-417.

AMERICAN ACADEMY OF PEDIATRICS. (1997). « Noise : A hazard for the fetus, and newborn (RE9728) ». *Pediatrics* 100 (4) : 1-10.

AMERICAN ENVIRONMENTAL PROTECTION AGENCY (1974). *Information on Levels of Environmental Noise Requisite to Protect Public Health, and Welfare with Adequate Margin of Safety.* Report no. 550-9-74-004, Washington, D.C., US Government Printing Office.

Ashbaugh, J.B., Leick-Rude, M.K. et H.W. Kilbride. (1999). « Developmental care teams in the Neonatal Intensive Care Unit : survey on current status ». *Journal of Perinatology* 19 (1) : 48-52.

Association des infirmières et infirmiers du Canada (2004). *Appui au maintien de la compétence infirmière.* Énoncé de position de l'AIIC.

Avery, G.B. et P. Glass. (1989). « The gentle nursery : developmental intervention in the NICU ». *Journal of Perinatology* 9 (2) : 204-206.

Bauer, K., C. Uhrig, P. Sperling et al. (1997). « Body temperatures and oxygen consumption during skin-to-skin care in stable preterm infants weighing less than 1500 grams ». *Journal of Pediatrics* 130 (2) : 240-244.

Becker, P.T., P. C. Grunwald, J. Moorman et S. Stuhr. (1991). « Outcomes of developmentally supportive nursing care for very low birth weight infants ». *Nursing Research* 40 (3) : 150-155.

Becker, P.T., P. C. Grunwald, J. Moorman et S. Stuhr. (1993). « Effects of developmental care on behavioral organization in very-low-birth-weight Infants ». *Nursing Research* 42 (4) : 214-220.

Benini, F., V. Magnavita, P. Lago et al. (1996). « Evaluation of noise in the Neonatal Intensive Care Unit ». *American Journal of Perinatology* 13 (1) : 37-41.

Blackburn, S. et D. Patteson. (1991). « Effects of cycled light on activity state and cardiorespiratory function in preterm infants ». *Journal of Perinatal and Neonatal Nursing* 4 (4) : 47-54.

Blackburn, S.T. et K.A. VandenBerg. (1993). « Assessment and management of neonatal neurobehavioral development ». In Krenner, C., Brueggemeyer, A. et L.P. Gunderson, L.P. (Eds). *Comprehensive Neonatal Nursing : A Physiologic Perspective.* Philadelphia : W.B. Saunders, pp. 1094-1133.

Blanchard, Y. (1991). « Early intervention and stimulation of the hospitalized preterm infant ». *Infant and Young Children* 4 (2) : 76-84.

BONDURANT, P.G. et K.S. BRINKMAN. (2003). « Developmentally supportive care in the Newborn Intensive Care Unit : early intervention in the community ». *Nursing Clinics of North America* 38 : 253-269.

BOURGEOIS, J.P. (2001). « Synaptogenis in the neocortex of newborn : the ultimate frontier for individuation ? » In Lagercrantz, H., Hanson, M., Evrard, P. et C. Rodeck (Eds). *The Newborn Brain : Neurosciences and Clinical Applications*. Cambridge : Cambridge University Press, pp. 91-119.

BRADFORD, N. (2003). *Your Premature Baby : The First Five Years*. Toronto : Firefly Books Ltd.

BRAZELTON, T.B. (1973). « The Neonatal Behavioral Assessment Scale ». *Clinics in Developmental Medicine* 50.

BRAZELTON, T.B. (1979). « Behavioral competence of the newborn infant ». *Seminars in Perinatology* 3 (1) : 35-44.

BRAZELTON, T.B. et J.K. NUGENT. (1995). *The Neonatal Behavioral Assessment Scale*. Cambridge : Mac Keith Press.

BUEHLER, D.M., H. ALS, F. DUFFY et al (1995). « Effectiveness of individualized developmental care for low-risk preterm infants : behavioral and electrophysiologic evidence ». *Pediatrics* 96 (5) : 923-932.

BYERS, J.F. (2003). « Components of developmental care and the evidence for their use in the NICU ». *MCN American Journal of Maternal Child Nursing* 28 (3) : 174-180.

CAMPBELL, S.K. (1985). « Organisational and educational considerations in creating an environnement to promote optimal development of high-risk neonates ». *Physical and Occupational Therapy in Pediatrics* 6 : 191-204.

CANADA SAFETY COUNCIL (1999). « Noise as an occupational hazard ». *Safety Canada Online* XLIII 3.
URL : www.safety-council.org/news/sc/1999/july99.html

CANADIAN PAEDIATRIC SOCIETY (1995). *Optimizing the Neonatal Intensive Care Environment : 10th Canadian Ross Conference in Pediatrics*. Val-David : Ross Products Division, Abbott Laboratories Ltd.

CHANG, Y.L., C.H. LIN et L.H. LIN. (2001). « Noise and related events in a Neonatal Intensive Care Unit ». *Acta Paediatrica Taiwan* 42 (4) : 212-217.

CHARPAK, N, J. G. RUIZ et Z. FIGUEROA DE CALUME. (2001). « What is the issue when discharging « premies » : early discharge from hospital or early integration with the family ? » *Acta Paediatrica* 90 : 1105-1106.

COHEN, S. (1991). *Maternal, Neonatal and Women's Health Nursing*. Philadelphia : Springhouse Corp.

COLE, JG. et K.M. JORGENSEN. (1997). « Medical, developmental, and pharmacologic intervention : the essence of collaboration ». *Neonatal Network* 16 (3) : 56-8.

CUBBY, C. (1991). « Craniofacial deformation in premature infants ». *Paediatric Nursing* 3 (2) : 19-21.

CUSSON, R.M. et A.L. LEE. (1993). « Parental interventions and the development of the preterm infant ». *JOGNN 23* (1) : 60-66.

DAZÉ FLOYD, A.M. (1997). « A NICU infant stress reduction QI team : applying research findings to clinical care ». *Journal of Quality Improvement* 23 (2) : 93-101.

DELESTARD, K. et K. LENNOX. (1995). « Developmental care : making your NICU a gentler place ». *Canadian Nurse* 91 (2) : 23-26.

DELORME, H. et A. VEILLEUX. (1998). *Apprendre à me connaître...* [vidéo]. Montréal : Hôpital Sainte-Justine.

DEPAUL, D. et S.E. CHAMBERS. (1995). « Environmental noise in the Neonatal Intensive Care Unit : implications for nursing practice ». *Journal of Perinatal and Neonatal Nursing* 8 (4) : 71-76.

DOURET, L. (1993). « Deleterious effects of prone position in the full-term infants throughout the first year of life ». *Child Care Health and Development* 19 : 167-184.

DURAND, S. (1998). « Le nouveau-né prématuré est-il trop stimulé par son environnement ? ». *Une vie en santé* 11 : 12-13.

FANCONI, S. et G. DUC. (1987). « Intratracheal suctioning in sick preterm infants : prevention of intracranial hypertension and cerebral hypoperfusion by muscle paralysis ». *Pediatrics* 79 (4) : 538-543.

FAY, M.J. (1988). « The positive effects of positioning ». *Neonatal Network* 6 (5) : 23-28.

FIELDER, A.R. et J. ROBINSON. (1994). « The effect of environmental light on the preterm infant ». In 10th Canadian Ross Conference in Pediatrics (Ed.), *Optimizing the Neonatal Intensive Care Environment*. Val-David : Abbott Laboratories Limited : 5-15.

FLEISHER, B.F., K. VANDENBERG, J. CONSTANTINOU et al. (1995). « Individualized developmental care for very-low-birth-weight premature infants ». *Clinical Pediatrics* 34 (10) : 523-529.

GAGNÉ, R.M. (1965). *The Conditions of Learning*. (2e éd.) New York : Holt, Rinehard & Winston.

GARDNER COLE, J., A. BEGISH-DUDDY, M.L. JUDAS et K.M. JORGENSEN. (1990). « Changing the NICU environment : the Boston City Hospital model ». *Neonatal Network* 9 (2) : 15-23.

GEORGIEFF, M.K. et J.C. BERNBAUM. (1986). « Abnormal shoulder girdle muscle tone in premature infants during their first 18 months of life ». *Pediatrics* 77 (5) : 664-669.

GILKERSON, L. et H. ALS. (1995). « Role of reflective process in the implementation of developmentally supportive care in the newborn intensive care nursery ». *Infants and Young Children* 7 (4) : 20-28.

GLASS, P. (1985). « Effect of bright light in the hospital nursery on the incidence of retinopathy of prematurity ». *New England Journal of Medicine* 313 (7) : 401-404.

GLASS, P. (1993). « Development of visual function in preterm infants : implications for early intervention ». *Infants and Young Children* 6 (1) : 11-20.

GORSKI, P.A. (1985). « Behavioural and environmental care : a new frontier in neonatal nursing ». *Neonatal Network* 3 : 8-11.

Gorski, P.A., W. Hole et C. Leonard. (1983). « Direct computer recording of premature infants and nursery care : distress following two interventions ». *Pediatrics* 72 (2) : 198 - 202.

Gorski, P.A., L. Huntington et D.J. Lewkowicz. (1990). « Handling preterm infants in hospitals ». *Clinics in Perinatology* 17 (1) : 103-112.

Graven, S., F. Bowen, D. Brooten et al. (1992). « The high-risk infant environment- Part 1 ». *Journal of Perinatology* 12 (2) : 164-172.

Gray, K., S. Dostal, C. Ternullo-Retta et M.A. Armstrong. (1998). « Developmentally supportive care in a Neonatal Intensive Care Unit : a research utilization project ». *Neonatal Network* 17 (2) : 33-37.

Grenier, A. (1988). « Prévention des déformations précoces de hanche chez les nouveau-nés à cerveau lésé ». *Annales de pédiatrie* 35 (6) : 423-427.

Grunwald, P.C. et P.T. Becker. (1991). « Developmental enhancement : implementing a program for the NICU ». *Neonatal Network* 9 (6) : 29-30, 39-45.

Hack, M., G. Taylor, N. Klein et al. (1994). « School-age outcomes in children with birth weights under 750 g. ». *New England Journal of Medicine* 331 : 753-759.

Harrison, L. (1997). « Research utilization : handling preterm infants in the NICU ». *Neonatal Network* 16 (3) : 65-69.

Hiniker, P.K. et L.A. Moreno. (1994). *Developmentally Supportive Care : Theory and Application, A Self-Study Module.* S. Weymouth, MA : Children's Medical Ventures, Inc.

International Noise Council (1977). Cited in Bentley, S. Murphy, F. et H. Dudley. (1977). « Perceived noise in surgical wards, and intensive care area : an objective analysis ». *British Medical Journal* 2 : 1503-1506.

Jacques, M.C. (2003). « La vie psychique de l'enfant prématuré : ce que les observations peuvent apporter pour tenter de la comprendre ». *Neuropsychiatrie de l'enfance et de l'adolescence* 51 : 23-27.

JOHNSTON, C., R. STREMLER, L. HORTON et A. FRIEDMAN. (1999). « Effect of repeated doses of sucrose during heel stick procedure in preterm neonates ». *Biology of the Neonate* 75 (3) : 160-166.

JORGENSON, K.M. (1993). *Developmental Care of the Premature Infant : A Concise Overview.* S. Weymouth, USA : Developmental Care Division of Children's Medical Ventures.

KENNEL, J.H. (1999). « L'initiative soins néonatals humains ». *Acta Pædiatrica* 88 : 367-370.

KENNER C. et J. MCGRATH (2004). *Developmental Care of Newborns and Infants : A Guide for Health Professionals.* St-Louis : Mosby.

KLEBERG, A., B. WESTRUP et K. STJERNQVIST. (2000). « Developmental outcome, child behavior and mother-child interaction at 3 years of age following Newborn Individualized Developmental Care and Intervention Program (NIDCAP) Intervention ». *Early Human Development* 60 : 123-135.

KLEBERG, A., B WESTRUP, K. STJERNQVIST et H. LAGERCRANTZ. (2002). « Indications of improved cognitive development at one year of age among infants born very prematurely who received care based on the Newborn Individualized Developmental Care and Assessment Program (NIDCAP) ». *Early Human Development* 68 : 83-91.

KORONES, S. (1976). « Disturbance and infant's rest ». In T. Moore (Ed.) *Iatrogenic problems in NICU : Report of the 69th Ross conference of pediatric research.* Columbus, Ohio : Ross Laboratories, pp. 74-97.

LANGER, V.S. (1990). « Minimal handling protocol for the Intensive Care Nursery ». *Neonatal Network* 9 (3) : 23-27.

LAWHON, G. (1997). « Providing developmentally supportive care in the Newborn Intensive Care Unit : an evolving challenge » *Journal of Perinatal and Neonatal Nursing* 10 (4) : 48-61.

LAWRENCE-BLACK, T. et K.L. PETERS. (1995). « Physiological responses to caregiving maneuvers in preterm infants ». In 10th Canadian Ross Conference in Pediatrics. *Optimizing the Neonatal Intensive Care Environment.* Val-David, Canada : Abbot Laboratories Ltd : 45-50.

LEFRAK-OKIKAWA, L. et C.H. LUND. (1993). « Nursing practice in the Neonatal Intensive Care Unit ». In Klaus, M.F. et A.A. Faranoff, A.A. (Eds). *Care of the High-Risk Neonate.* 4th ed. Philadelphia : W.B. Saunders, pp. 212-227.

LOTAS, M.J. (1992). « Effects of light and sound in the Neonatal Intensive Care Unit environment on the low-birth-weight infant ». *NAAGOG's Clinical Issues* 3 (1) : 34-44.

LOTAS, M.J. et M. WALDEN. (1996). « Individualized developmental care for very low-birth-weight infants : a critical review ». *JOGNN* 25 (8) : 681-687.

LOTT, J. (1989). « Developmental care of the preterm infant ». *Neonatal Network* (4) : 21-28.

LUDINGTON-HOE, S.M., C. FERREIRA, J. SWINTH et J.J. CECCARDI. (2003). « Safe criteria and procedure for kangaroo care with intubated preterm infants ». *JOGNN* 32 (5) : 579-588.

LUDINGTON-HOE, S.M. et J.Y. SWINTH. (1996). « Developmental aspects of kangaroo care ». *JOGNN* 25 (8) : 691-703.

LUTES, L. (1993). *NIDCAP Workshop : Theory and Intervention.* Phoenix, Az. : NIDCAP.

LYNCH, M.E. (1991). « Iatrogenic hazards, adverse occurences, and complications involving NICU nursing practice ». *Journal of Perinatal-Neonatal Nursing* 5 (3) : 78-86.

MAMBRINI, C., M. DOBRZYNSKI, N. RATYNSKI et al. (2002). « Implantation des soins de développement et comportement de l'équipe soignante ». *Archives de pédiatrie* 9 (Suppl. 2) : 104-106.

MARTEL, M-J. (2000). *Programme de formation destiné aux infirmières sur les soins du développement chez l'enfant né prématurément.* [Mémoire de maîtrise non publié] Montréal : Université de Montréal, Faculté des sciences infirmières.

MCCORMICK, M.C. (1989). « Long-term follow-up of infants discharged from neonatal intensive care ». *JAMA* 261 : 1767-1772.

MCGRATH, J.M. et CONLYFFE-TORRES, S. (1996). « Integrating family-centered developmental assesment and intervention into routine care in neonatal intensive care unit ». *Nursing Clinics of North America.* 31 (2) : 367-385

McMurray, J. (2004). «The high-risk infant is going home: what now?» *Neonatal Network* 23 (1): 43-47.

Merenstein, G. et S. Gardner. (1989). *Handbook of Neonatal Intensive Care.* (2nd ed.) St-Louis: Mosby, pp. 522-526.

Milette, I. (2000). *Évaluation d'un programme de formation sur les soins du développement chez des infirmières en néonatologie.* [Mémoire de maîtrise non publié] Montréal: Université de Montréal, Faculté des sciences infirmières.

Milette, I. et F. Carnevale. (2003). «I'm trying to heal...: noise level in a pediatric intensive care unit». *Dynamics: Journal of the Canadian Association of Critical Care Nurses* 14 (4): 14-21.

Milette, I., L. Richard et M-J Martel. (2005). «Evaluation of a developmental care training program for neonatal nurses». *Journal of Child Health Care* 9 (2): 94-109.

Monterosso, L., A. Colnen, P. Percival et S. Evans. (1995). «Effect of postural support nappy on "flattened posture" of the lower extremities in very preterm infants». *Journal of Paediatrics and Child Health* 31: 350-354.

Moore, K.L. et T.V.N. Persaud. (2003). *The Developing Human: Clinically Oriented Embryology.* 7th ed. Philadelphia: W.B. Saunders.

Mouradian, L.E. et H. Als. (1994). «The influence of Neonatal Intensive Care Unit caregiving practices on motor functionning of preterm infants». *American Journal of Occupationnal Therapy* 48 (6): 527-533.

Munsinger, H. (1970). «Light detection and pattern recognition: some comments on the growth of visual sensation and perception». In L. Goulet et P. Baltes (Eds.), *Life-Span Developmental Psychology: Research and Theory*. New York: Academic Press, pp. 227-246.

Murdock, D.R. et B.A. Darlow. (1984). «Handling during neonatal intensive care». *Archives of Disease in Childhood* 59: 957-961.

Murphy, F.M. (1991). «The high-risk infant: some new views on early assessment». *Physiotherapy* 77 (6): 367-371.

NAGORSKI SAUNDERS, A. (1995). « Incubator noise : a method to decrease decibels ». *Pediatric Nursing* 21 (3) : 265-268.

NATIONAL ASSOCIATION OF NEONATAL NURSES (2000a). *Manual of Neonatal Nursing, Policies, Procedures, Competencies and Clinical Pathways*. Glenview, Ill. : NANN.

NATIONAL ASSOCIATION OF NEONATAL NURSES (2000b). *Infant and Family-Centered Developmental Care : Guidelines for Practice.* Glenview, Ill. : NANN.

OEHLER, J.M., M. STRICKLAND et C. NORDLUND. (1991). « Beyong technology : meeting developmental needs of infants in the NICU's ». *MCN American Journal of Maternal Child Nursing* 16 (3) : 148-151.

OEHLER, J.M. (1993). « Developmental care of the low birth weight infants ». *Nursing Clinics of North America* 28 (2) : 289-301.

ORDRE DES INFIRMIÈRES ET INFIRMIERS DU QUÉBEC (1997). *Direction de la qualité de l'exercice : nouvelles orientation.* Montréal : OIIQ.

ORDRE DES INFIRMIÈRES ET INFIRMIERS DU QUÉBEC (1996). *Outlook on the practice of nursing*. Montréal : OIIQ.

ORNSTEIN, M., A. OHLSSON, J. EDMONDS et E. ASZTALOS (1991). « Neonatal follow-up of very low birthweight/ extremely low birth weight infants to school age : a critical overview ». *Acta Peadiatrica Scandinavia* 80 : 741-748.

O'SHEA, I.M., K.L. KLINIPETER, D.J. GOLDSTEIN et al (1997). « Survival and developmental disbility in infant with low birth weight of 501-800 gramms, born between 1979 and 1994 ». *Pediatrics* 100 (6) : 982-986.

PARMELEE, A.H. (1975). « Neurophysiological and behavioral organization of premature infants in the first months of life ». *Biological Psychiatry* 10 (5) : 501-513.

PERLMAN, J.M. et J.J. VOLPE. (1983). « Suctionning in the preterm infant : effects on cerebral blood flow velocity, intracranial pressure and arterial blood pressure ». *Pediatrics* 72 (3) : 329-334.

PETERS, K.L. (1989). « Procedures in nursing and physiotherapy ». In Cooke, RWI., Harvey, D. et G. Levitt (Eds). *The Baby under 1000 g,*. London : Wright.

Peters, K.L. (1992). « Does routine nursing care complicate the physiologic status of the premature neonate with respiratory distress syndrome ? » *Journal of Perinatal Neonatal Nursing* 6 (2) : 67-84.

Peters, K.L. (1999). « Infant handling in the NICU : does developmental care make a difference ? An evaluative review of the litterature ». *Journal of Perinatal Neonatal Nursing* 13 (3) : 83-109.

Petryshen, P., B. Stevens, J. Hawkins, J. et M. Stewart. (1997). « Comparing nursing costs for preterm infants receiving conventional vs developmental care ». *Nursing Economics* 15 (3) : 138-145.

Pickler, R.H. (1993). « Premature infant-nurse caregiver interaction ». *Western Journal of Nursing Research* 15 (5) : 548-567.

Piecuh, R.E, C.H. Leonard, B.A. Copper et S.A. Sehring. (1997). « Outcome of extremely low birth weight infants (500 to 999 grams) over a 12-year period ». *Pediatrics* 100 (4) : 633-639.

Ratynski, N., G. Cioni, L. Franck et al. (2002). « L'observation du comportement du nouveau-né : une source pertinente d'informations médicales ». *Archives de pédiatrie* 9 (12) : 1274-1279.

Ritchie, S.K. (2002). « Primary care of the premature infant discharge from the neonatal intensive care unit ». *MCN* 27 (2) : 76-86.

Robinson, M., C. Pirak et C. Morrell. (2000). « Multidisciplinary discharge assessment of the medically and socially high-risk infant ». *Journal of Perinatal and Neonatal Nursing* 13 (4) : 67-86.

Segall, M. (1972). « Cardiac responsivity to auditory stimulation in premature infants ». *Nursing Research* 21 (2) : 68-78.

Shogan, M.G. et L.L. Schumann. (1993). « The effect of environmental lighting on the oxygen saturation of preterm infants in the NICU ». *Neonatal Network* 12 (5) : 7-13.

Shultz, C.M. (1992). « Nursing roles : optimizing premature infant outcomes ». *Neonatal Network* 11 (3) : 9-13.

SIZUN, J., N. RATYNSKI, A. GAGNEUR et L. DEPARSEAU. (2002). « Évaluation de l'impact médical des soins de développement ». *Archives de pédiatrie* 9 (Suppl. 2) : 109-111.

SIZUN, J., C. RATYNSKI et C. MAMBRINI (1999). « Implanter un programme individualisé de soutien au développement en réanimation néonatale : pourquoi et comment ? » *Archives de pédiatrie* 6 : 434-439.

SPITZER, A.R. (1996). *Intensive Care of the Fetus and Neonate.* St-Louis : Mosby.

STEVENS, B., C. JOHNSTON, L. FRANCK et al. (1999). « The efficacy of developmentally sensitive interventions and sucrose for relieving procedural pain in VLBW neonates ». *Nursing Research* 48 (1) : 35-43.

STEVENS, B., P. PETRYSHEN, J. HAWKINS et al (1996). « Developmental versus conventional care : a comparison of clinical outcomes for very low birth weight infants ». *Canadian Journal of Nursing Research* 28 (4) : 97-113.

STEVENS, B., A. TADDIO, A. OHLSSON et T. EINARSON. (1997). « The efficacy of sucrose in relieving procedural pain in neonates – a systemic review and meta-analysis ». *Acta Paediatrica* 86 : 837-842.

SYMINGTON, A. et J.M. PINELLI. (2002). « Distilling the evidence on developmental care : a systematic review ». *Advances in Neonatal Care* 2 (4) : 198-221.

SYMMINGTON, A. et J.M. PINELLI. (2004). « Developmental care for promoting development and preventing morbidity ». *The Cochrane Library* Issue 1 : CD001814.

THOMAS, K.A. (1989). « How the NICU environment sounds to a preterm infant ». *MCN American Journal of Maternal Child Nursing* 14 (4) : 249-251.

THOMAS, N. (2000). « Prise en charge de l'enfant prématuré : approche psychomotrice ». *Évolutions psychomotrices* 12 (48).

TRIBOTTI, S.J. et M. STEIN. (1992). « From research to clinical practice : implementing the NIDCAP ». *Neonatal Network* 11 (2) : 35-40.

TUCKER CATLETT, A. et D. HOLDITCH-DAVIS. (1990). « Environmental stimulation of the acutely ill premature infant: physiological effects and nursing implications ». *Neonatal Network* 8 (6): 19-26.

TURILL, J. (1992). « Supported positionning in intensive care ». *Paediatric Nursing* 4 (4): 24-27.

UPDIKE, C., R.E. SCHMIDT, C. MACKE, J. CAHOON et M. MILLER. (1986). « Positional support for premature infants ». *American Journal of Occupational Therapy* 40 (10): 712-715.

VAIVRE-DOURET, L. (1994). « Influence de l'expérience posturale chez le nourrisson (décubitus ventral) sur l'organisation et le développement de la motricité ». *Journal de pédiatrie et de puériculture* 1: 34-43.

VANDENBERG, K.A. (1985). « Revising the traditional model: an individualized approach to developmental interventions in the intensive care nursery ». *Neonatal Network* 3 (5): 32-38.

VANDENBERG, K.A. (1996). « Developmental care: is it working? ». *Neonatal Network* 15 (1): 67-69.

VERGERA, E.R. et R. BIGSBY. (2003). *Developmental and Therapeutic Interventions in the NICU*. Baltimore: Paul H. Brookes Publ. Co.

WEIBLEY, T.T. (1989). « Inside the Incubator ». *MCN American Journal of Maternal Child Nursing* 14: 96-100.

WESTRUP, B., A. KLEBERG, K. VON EICHWALD et al (2000). « A randomized, controlled trial to evaluate the effects of the Newborn Individualized Developmental Care and Assessment Program in a Swedish setting ». *Pediatrics* 105 (1): 66-72.

WHALEY, L. et D. WONG. (1991). *Nursing Care of Infants and Children*. St-Louis: Mosby.

WHITE-TRAUT, R.C., M.N. NELSON, K. BURNS et N. CUNNINGHAM (1994). « Environmental Influences on the developing premature infant: theoretical issues and applications to practice ». *JOGNN* 23 (5): 393-401.

WHITLEY, S. et M. COWAN. (1991). « Developmental intervention in the Newborn Intensive Care Unit ». *NAACOG's Clinical Issues in Perinatal and Womens Health Nursing* 2 (1): 56-65.

WILSON, J. (1974). *Psychological Foundation of Learning and Teaching.* New York: McGraw Hill.

WILSON, L.J., V.A. PASSERO et W. KING. (1994). « An educational program for Neonatal Intensive Care Unit developmental care ». *Neonatal Network* 13 (8): 27-33.

WHO. (1980). *Environmental Health Criteria* 12: Noise. Geneva, Switzerland.

WHO. (1966). *Séminaire Interrégional sur l'habitat dans ses rapports avec la santé publique.* Geneva: WHO. (See summary in WHO Chronicle, October 1966).

WORLD HEALTH ORGANIZATION. (2004). *Nursing and Midwifery Services: Contributing to Equity, Access, Coverage, Quality, and Sustainability in the Health Services.* Pan American Health Organization Publication.

YECCO, G.J. (1993). « Neurobehavioral development and developmental support of premature infants ». *Journal of Perinatal and Neonatal Nursing* 7 (1): 56-65.

YOUNG, J. (1996). *Developmental Care of the Premature Baby.* London, England: Baillière Tindall.

ZAHR, L.K. & S. BALIAN (1995). « Responses of premature infants to routine nursing interventions and noise in the NICU ». *Nursing Research* 44 (3): 179-185.

ZWICK, M.B. (1993). « Decreasing environmental noise in the NICU through staff education ». *Neonatal Intensive Care* 6 (2): 16-19.

collection INTERVENIR

Dans la même collection

Aveux et désaveux d'un psychiatre
Michel Lemay
ISBN 2-89619-037-6
2006, 336 pages

Soins aux enfants et pluralisme culturel
Sous la direction de Sylvaine de Plaen
ISBN 2-922770-99-0
2004, 136 pages

Les soins du développement :
des soins sur mesure pour le nouveau-né malade ou prématuré
Marie-Josée Martel et Isabelle Milette
ISBN 2-89619-039-2
2006, 200 pages

Les soins palliatifs pédiatriques
Sous la direction de Nago Humbert
ISBN 2-922770-98-2
2004, 656 pages

Une juste place pour tous les enfants
Plaidoyer pour l'action
Sous la direction de Christine Colin
ISBN 2-922770-94-X
2004, 208 pages

Site internet

www.chu-sainte-justine.org/editions

MARQUIS
MEMBRE DU GROUPE SCABRINI
Québec, Canada
2006